# 实用心电图 手册

主　编　史训凡　彭欣辉　张　蓉
副主编　刘　巍　吴东凯
编　委　方　晗　周　环　彭庆翎　陈　琳　蒋敏娜
　　　　胡秋宁　毛潇潇　裴志芳　徐维芳　谢　伟
　　　　陈晓彬　周建辉　钟　华　何　华　李睿轩
主　审　刘　琼　陈晓彬

U0247695

CnS Ⓚ 湖南科学技术出版社

## 图书在版编目（CIP）数据

实用心电图手册 / 史训凡等主编. — 长沙：湖南科学技术
出版社，2022.1
ISBN 978-7-5710-1199-4

Ⅰ. ①实… Ⅱ. ①史… Ⅲ. ①心电图—手册 Ⅳ. R540.4-62

中国版本图书馆 CIP 数据核字(2021)第 175171 号

## 实用心电图手册

主　　编：史训凡　彭欣辉　张　蓉
出 版 人：潘晓山
责任编辑：李　忠
出版发行：湖南科学技术出版社
社　　址：长沙市芙蓉中路一段 416 号泊富国际金融中心
邮购联系：0731-84375808
印　　刷：湖南凌宇纸品有限公司
　　　　　（印装质量问题请直接与本厂联系）
厂　　址：长沙县黄花镇黄垅新村工业园财富大道 16 号
邮　　编：410137
版　　次：2022 年 1 月第 1 版
印　　次：2022 年 1 月第 1 次印刷
开　　本：880mm×1230mm　1/64
印　　张：5
字　　数：180 千字
书　　号：ISBN 978-7-5710-1199-4
定　　价：28.00 元

# 前　言

　　心电图检查是临床工作中不可缺少的、也是广大医务工作者及医学院校学生尤其是心血管医务人员和心电图工作者必须掌握的基本技能之一。为此，我们以最新版全国高等学校教材《诊断学》为蓝本，参照《AHA/ACC/HRS 2009 心电图标准化与解析建议》，收集了具有代表性的常见心电图病例 336 例，以诊断、图例及注解为主线汇编成这本《实用心电图手册》。

　　本书共分 20 章，包括心电图的基本知识和测量方法、房室肥大、心肌缺血、心肌梗死、窦性心律与窦性心律失常、逸搏与逸搏心律、早搏、心动过速、扑动与颤动、干扰脱节现象、房室阻滞、束支阻滞与分支阻滞、不固定心律、心电综合征、其他心脏疾病、电解质紊乱与药物影响、其他常用心电学检查等内容，并附有心电图考核实习题。本书在编写中坚持实用原则，简明扼要，通俗易懂，深入浅出，并参考国内外心电生理的新观点进行解析。

由于编写人员学识浅薄，视野有限，本书难免有遗漏缺陷，请同仁及读者批评指正，不吝赐教，共创心电美好的未来。

中南大学湘雅医院

史训凡

# 目　录

# 第一章　心电图基本知识

## 一、心电图产生原理与心电向量概念

### （一）心电产生原理

心脏的窦房结 P 细胞自动产生动作电位，并由此产生电活动，通过心脏的传导系统按一定的顺序传到心房和心室的每个心肌细胞，亦能同时传到体表，利用心电图机从体表记录到每一次电活动的变化，即得到心电图（electrocardiogram，ECG）。

心肌细胞在静息状态下，细胞膜外带正电荷，膜内带有同等数量的负电荷，在这种静息状态下存在膜内外两侧的电位差，称为静息电位，又称为极化状态。当一端心肌细胞膜受到阈刺激时，细胞即产生一次动作电位，这时，膜内外离子发生流动，出现了膜内带正电荷（阳离子）和膜外带负电荷（阴离子）的状态，称为除极；然后由于心肌细胞的代偿作用，细胞膜又逐渐恢复到静息状态，称为复极。单个心肌细胞复极方向与除极方向相反，但因为它们的电偶相反，故波形方向相反。

心电图机记录的正常人复极波和除极波方向相同，

这是因为正常心室除极是从心内膜到心外膜，而复极则是从心外膜到心内膜。

（二）心电向量概念

在心脏的电激动过程中产生了许多既有强度，又具有方向的电位幅度，称为心电向量（vector electrocardiogram）。同一轴的 2 个心电向量方向相同者，其幅度相加；若相反，则相减。如构成一定的角度，则将构成一平行四边形，对角线为综合向量。该向量环体，称为心电向量环。心电向量环投影到额面（F）（图 1－1A）、横面（H）（图 1－1B）和右侧面（RS）（图 1－1C），并用仪器记录下来即得到心电向量图。若再将额面和横面的向量环投影到不同的导联上，最终分别得到肢体导联和胸导联心电图波形。

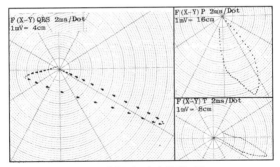

A. 正常额面心电向量环（F）

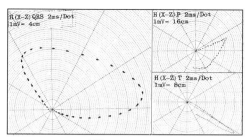

B. 正常横面心电向量环（H）

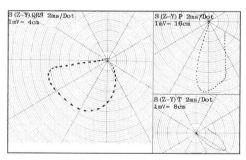

C. 正常右侧面心电向量环（RS）

图 1-1　正常心电向量环

## 二、心电图的导联体系

在人体体表选择两点安放电极板，并用导线与心电图机电流计的正负极相连，可描出两点之间的电位差（即电压）。这种心电图机的连接方式与放置电极板的方法称为导联。电极板放置的位置不同，可组成各种不同导联。目前，国际通用的导联体系（lead system）称为常规12导联。

（一）肢体导联

肢体导联（limb leads）反映心电活动额面向量环在不同肢体导联轴上的投影情况。它分别为标准肢体导联 Ⅰ、Ⅱ、Ⅲ 和加压肢体导联 aVR 、aVL、aVF。导联电极放置在左臂（L）、右臂（R）和左腿（F），并由此构成的三角，称为 Einthoven 三角。

1. 标准肢体导联的连接方法：①Ⅰ导联，左上肢（正极）与右上肢（负极）相连；②Ⅱ导联，左下肢（正极）与右上肢（负极）相连；③Ⅲ导联，左下肢（正极）与左上肢（负极）相连（图1-2）。

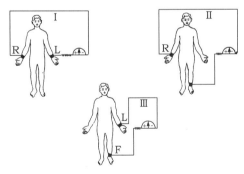

图 1-2　标准肢体导联连接方法

2. 加压单极肢体导联的连接方法：①aVR 导联，是加压单极右上肢体导联，探查电极置于右上肢；②aVL 导联，是加压单极左上肢体导联，探查电极置于左上肢；③aVF 导联，是加压单极左下肢体导联，探查电极置于左下肢（图 1-3）。

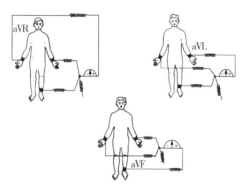

图 1-3　加压单极肢体导联连接方法

**(二) 胸导联**

胸导联（chest leads）反映心电活动横面向量环在不同胸导联上投影的情况，属于单极导联，常用导联 $V_1 \sim V_6$ 连接方法如图 1-4 所示。

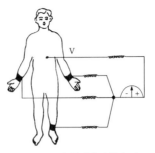

图 1-4　胸导联的连接方法

胸导联探查电极安放位置如下。①$V_1$：在胸骨右缘第 4 肋间；②$V_2$：在胸骨左缘第 4 肋间；③$V_3$：在 $V_2 \sim V_4$ 导联连线中点；④$V_4$：在左锁骨中线上第 5 肋间；⑤$V_5$：在与 $V_4$ 导联同一水平左腋前线；⑥$V_6$：与 $V_4$ 导联处于同一水平左腋中线上（图 1-5）。

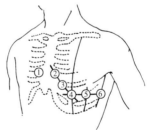

图 1-5　胸导联探查电极安放位置

# 第二章　心电图的测量和分析

## 一、心电图的测量

心电图纸上印有一系列方格，由粗细不同的纵线和横线组成。纵线称为电压线，横线称为时间线。在记录心电图时，按国际统一规定走纸速度为25 mm/s；定标电压为10 mm/mV，横的1个小格为0.04 s，每5个小格组成1个中格为0.20 s，5个中格为1 s。纵的小格1 mm为0.1 mV，10个纵的小格为1 mV（图2-1）。心电图各波段的时间以秒（s）为单位，一般选择波幅较大、清晰的导联进行测量（图2-2）。

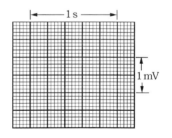

图2-1　心电图纸上时间线和电压线

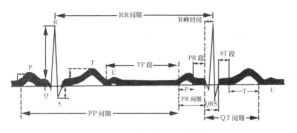

图 2-2 心电图各波、段、间期测量

（一）心率的测量

如心律很整齐，将 60÷PP(或 RR)间期即得出每分钟心率。例如：PP 间期为 0.75 s，则心率为 60÷0.75＝80 bpm，或查 RR 间期推算心率表（表 2-1）。

如果心率较整齐，则以 3 s 内的 QRS 波群数乘以 20 即得出每分钟心室率；如果心率较慢时，则可计算 6 s 内的 QRS 波群数，乘以 10 即得出每分钟心室率。用此法可测心房率。心律明显不齐时，常采用 5 个以上心动周期（RR 间期或 PP 间期）的平均值来进行计算。

在临床上可用目测法大致估计心房率，其方法是：要依次牢记 5 个数字，即 0.17 s、0.24 s、0.40 s、0.60 s、1.00 s，其心房率分别为 353 bpm、250 bpm、150 bpm、100 bpm、60 bpm。此 5 个数字在临床应用中较为方便。

表 2-1 　　　　自 RR 间期推算心率表

| 1 | 2 | 1 | 2 | 1 | 2 |
|---|---|---|---|---|---|
| 77.5 | 77.5 | 56 | 107 | 34 | 176 |
| 77 | 78 | 55 | 109 | 33 | 182 |
| 76 | 79 | 54 | 111 | 32 | 187 |
| 75 | 80 | 53 | 113 | 31 | 193 |
| 74 | 81 | 52 | 115 | 30 | 200 |
| 73 | 82 | 51 | 117.5 | 29 | 207 |
| 72 | 83 | 50 | 120 | 28 | 214 |
| 71 | 84.5 | 49 | 122.5 | 27 | 222 |
| 70 | 86 | 48 | 125 | 26 | 230 |
| 69 | 87 | 47 | 127.5 | 25 | 240 |
| 68 | 88 | 46 | 130 | 24 | 250 |
| 67 | 89.5 | 45 | 133 | 23 | 261 |
| 66 | 91 | 44 | 136 | 22 | 273 |
| 65 | 92.5 | 43 | 139 | 21 | 286 |
| 64 | 94 | 42 | 143 | 20 | 300 |
| 63 | 95 | 41 | 146 | 19 | 316 |
| 62 | 97 | 40 | 150 | 18 | 333 |
| 61 | 98.5 | 39 | 154 | 17 | 353 |
| 60 | 100 | 38 | 158 | 16 | 375 |
| 59 | 101.5 | 37 | 162 | 15 | 400 |
| 58 | 103 | 36 | 166.5 | 14 | 428 |
| 57 | 105 | 35 | 171.5 | 13 | 461 |

（二）平均电轴的测量

电轴是心室除极中 QRS 波群综合向量在额面的方向。该向量与Ⅰ导联正极所组成的角度，简称平均电轴。

平均电轴测量方法有等边三角法（即爱氏法）、三

轴系统坐标图法（图 2 - 3）、六轴系统坐标图法、查表
法及目测法等。根据简便及实用的原则，使用查表法
及简单目测法最方便。

1. 作图法（振幅法）：先分别测算Ⅰ、Ⅲ导联的
QRS 波群振幅的代数和值（R 波为正向波，Q 波及 S
波均为负向波），分别在各导联轴上找到相应点，由该
点作垂直线相交，由"O"点至相交处的连接线即为
QRS 波群平均电轴。以度数表示，如：Ⅰ导联 QRS 波
群代数和为＋9，Ⅲ导联 QRS 波群代数和为＋5，则平
均电轴为＋51°。（图 2 - 3）

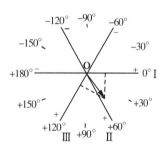

图 2 - 3　三轴系统坐标图法

2. 简单目测法：从Ⅰ及Ⅲ导联的 QRS 波群的主波
方向来判别有无电轴的偏移。如Ⅰ导联与Ⅲ导联 QRS
波群的主波方向均向上，可推测电轴不偏；若Ⅰ导联
主波向上，Ⅲ导联出现较深的负向波，则属电轴左偏；

Ⅰ导联 R/S＜1，Ⅲ导联主波为正向波或负向波，则属电轴右偏（图 2-4）。

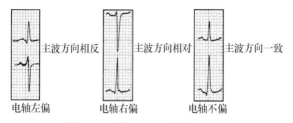

| | | |
|---|---|---|
| 主波方向相反 | 主波方向相对 | 主波方向一致 |
| 电轴左偏 | 电轴右偏 | 电轴不偏 |

图 2-4　平均 QRS 电轴简单目测法

3. 查表法：标准肢导联电轴是根据六轴系统坐标测定的，先求出Ⅰ、Ⅲ导联 QRS 波群的代数和值，再进行查表，即得知平均电轴的度数（图 2-5、表 2-2）。

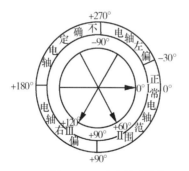

图 2-5　正常电轴及偏移

表 2 - 2

## 标准肢体导联电轴表

| III \ I | 10 | 9 | 8 | 7 | 6 | 5 | 4 | 3 | 2 | 1 | 0 | -1 | -2 | -3 | -4 | -5 | -6 | -7 | -8 | -9 | -10 |
|---|---|---|---|---|---|---|---|---|---|---|---|---|---|---|---|---|---|---|---|---|---|
| -10 | -30 | -35 | -41 | -47 | -53 | -60 | -66 | -72 | -78 | -84 | -90 | 265 | 261 | 257 | 254 | 251 | 248 | 246 | 244 | 242 | 240 |
| -9 | -25 | -30 | -36 | -42 | -49 | -56 | -63 | -70 | -77 | -83 | -90 | 264 | 260 | 256 | 252 | 249 | 247 | 244 | 242 | 240 | 238 |
| -8 | -19 | -24 | -30 | -37 | -42 | -51 | -59 | -68 | -75 | -82 | -90 | 263 | 259 | 256 | 251 | 247 | 245 | 242 | 240 | 238 | 236 |
| -7 | -13 | -18 | -23 | -30 | -37 | -45 | -55 | -64 | -73 | -81 | -90 | 262 | 257 | 253 | 249 | 245 | 243 | 240 | 238 | 236 | 234 |
| -6 | -7 | -11 | -16 | -22 | -30 | -39 | -49 | -60 | -70 | -80 | -90 | 261 | 256 | 251 | 246 | 243 | 240 | 237 | 235 | 234 | 232 |
| -5 | 0 | -4 | -9 | -14 | -19 | -30 | -41 | -53 | -65 | -77 | -90 | 260 | 254 | 248 | 244 | 240 | 237 | 235 | 231 | 230 | 229 |
| -4 | 6 | 3 | -1 | -5 | -11 | -19 | -30 | -43 | -58 | -74 | -90 | 258 | 251 | 244 | 240 | 236 | 235 | 234 | 230 | 228 | 226 |
| -3 | 13 | 11 | 8 | 4 | -1 | -7 | -15 | -30 | -50 | -68 | -90 | 255 | 246 | 240 | 235 | 232 | 231 | 230 | 226 | 225 | 223 |
| -2 | 19 | 18 | 16 | 13 | 11 | 6 | -1 | -10 | -30 | -54 | -90 | 250 | 240 | 234 | 230 | 227 | 224 | 223 | 222 | 221 | 220 |
| -1 | 24 | 23 | 22 | 21 | 20 | 18 | 14 | 8 | -2 | -30 | -90 | 240 | 230 | 225 | 222 | 220 | 219 | 218 | 217 | 216 | 215 |
| 0 | 30 | 30 | 30 | 30 | 30 | 30 | 30 | 30 | 30 | 30 | 0 | 210 | 210 | 210 | 210 | 210 | 210 | 210 | 210 | 210 | 210 |
| 1 | 35 | 36 | 37 | 38 | 39 | 40 | 42 | 44 | 50 | 60 | 90 | 150 | 178 | 187 | 194 | 198 | 200 | 201 | 203 | 206 | 206 |
| 2 | 40 | 41 | 42 | 43 | 45 | 47 | 50 | 52 | 60 | 70 | 90 | 124 | 150 | 168 | 179 | 185 | 190 | 193 | 195 | 197 | 199 |
| 3 | 43 | 44 | 46 | 48 | 50 | 52 | 56 | 60 | 66 | 75 | 90 | 112 | 132 | 150 | 163 | 173 | 180 | 184 | 188 | 190 | 192 |

续表

| III \ I | -10 | -9 | -8 | -7 | -6 | -5 | -4 | -3 | -2 | -1 | 0 | 1 | 2 | 3 | 4 | 5 | 6 | 7 | 8 | 9 | 10 |
|---|---|---|---|---|---|---|---|---|---|---|---|---|---|---|---|---|---|---|---|---|---|
| 4 | 186 | 184 | 179 | 175 | 169 | 167 | 150 | 137 | 120 | 106 | 90 | 78 | 70 | 65 | 60 | 56 | 54 | 52 | 50 | 48 | 47 |
| 5 | 180 | 176 | 172 | 166 | 159 | 150 | 139 | 127 | 114 | 103 | 90 | 80 | 74 | 68 | 64 | 60 | 57 | 55 | 53 | 51 | 49 |
| 6 | 173 | 169 | 164 | 158 | 150 | 147 | 130 | 120 | 114 | 100 | 90 | 82 | 76 | 71 | 67 | 63 | 60 | 58 | 56 | 54 | 52 |
| 7 | 167 | 162 | 157 | 150 | 143 | 134 | 125 | 116 | 110 | 99 | 90 | 83 | 77 | 73 | 69 | 66 | 63 | 60 | 58 | 56 | 54 |
| 8 | 161 | 152 | 150 | 144 | 136 | 129 | 120 | 112 | 107 | 98 | 90 | 83 | 79 | 75 | 71 | 68 | 65 | 62 | 60 | 58 | 56 |
| 9 | 155 | 150 | 145 | 138 | 131 | 125 | 116 | 110 | 105 | 97 | 90 | 84 | 80 | 76 | 73 | 70 | 67 | 64 | 62 | 60 | 58 |
| 10 | 150 | 145 | 140 | 135 | 127 | 120 | 114 | 108 | 101 | 96 | 90 | 85 | 81 | 77 | 74 | 71 | 68 | 66 | 64 | 62 | 60 |

注：①如I、III导联QRS波群电压超过表内数字，则均折半后查表。

②-30°～+90°为正常电轴，-90°～-30°为电轴左偏，+90°～+180°为电轴右偏，+180°～+270°（-90°）为不确定电轴。

4. 临床意义：正常人电轴范围一般为＋90°～－30°；从－30°～－90°为电轴左偏，多见于左前分支阻滞、左心室肥大；＋90°～＋180°为电轴右偏，多见于儿童、右位心、肺气肿、右心室肥大、左后分支阻滞、前侧壁心肌梗死；从＋180°～－90°（＋270°）范围，传统上称为电轴右偏，近年来有人主张定义为"不确定电轴"，也可发生在正常人的正常变异，多见于重度的右心室肥大、肺源性心脏病、原发性高血压、冠状动脉粥样硬化性心脏病（简称冠心病）、室速。

（三）心脏循长轴转位

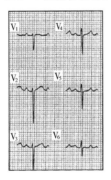 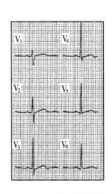

图2-6　顺时针转位　　图2-7　逆时针转位

由心尖部朝心底部方向观察，设想心脏可循长轴发生顺时针或逆时针转位。①顺时针转位：右心室被推向前方，向左，而左心室被推向后，所以 V₃ 导联呈 rS 型

（正常 $V_3$ 导联或 $V_4$ 导联呈 RS 型），而 $V_5$、$V_6$ 导联呈 RS 型或 rS 型（图 2-6），可见于右心室肥大。②逆时针转位：左心室推向前，向右，$V_1$～$V_3$ 导联呈 RS 型，$V_4$～$V_6$ 导联呈 R 或 qR 型（图 2-7），可见于左心室肥大。

## 二、正常心电图波形特征和正常值

（一）P 波

P 波代表心房除极的电位变化，为左、右心房除极的综合波。因 P 波电轴平行于Ⅱ导联，所以Ⅱ导联 P 波最清楚，一般选择Ⅱ导联进行测量，$V_1$ 导联亦为分析 P 波较好的导联之一（图 2-8）。

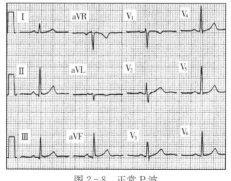

图 2-8　正常 P 波

1. 方向：窦性 P 波在Ⅰ、Ⅱ、aVF、$V_4$～$V_6$ 导联

直立，aVR 导联倒置，其余导联可直立、双相或倒置。

2. 形态：呈圆钝形，偶尔可出现轻度切迹而呈双峰型，但峰距<0.04 s。

3. 电压：在肢体导联 < 0.25 mV，在胸导联 <0.20 mV。如 QRS 波群低电压，$P_{II}$、$P_{aVF}$<1/2 R 波。

4. 时限：成人≤0.12 s，儿童<0.09 s。

（二）PR 间期

从心房除极开始至心室除极开始的时间为 PR 间期。成人正常值为0.12～0.20 s，在老年人或心动过缓的情况下，PR 间期可稍延长，但<0.22 s。成人或儿童应按年龄、心率进行查表（表 2－3）。

表 2－3　　　　　正常 PR 间期的最高限度

| | 心　　率(bpm) Heart rate | | | | |
| --- | --- | --- | --- | --- | --- |
| | <70 | 71～90 | 91～110 | 111～130 | >130 |
| 成人 | 0.20 | 0.19 | 0.18 | 0.17 | 0.16 |
| 0～1.5 岁 | 0.16 | 0.15 | 0.145 | 0.135 | 0.125 |
| 1.5～6 岁 | 0.17 | 0.165 | 0.155 | 0.145 | 0.135 |
| 7～13 岁 | 0.18 | 0.17 | 0.16 | 0.15 | 0.14 |
| 14～17 岁 | 0.19 | 0.18 | 0.17 | 0.16 | 0.15 |

（三）QRS 波群

QRS 波群为心室除极的电位变化。

1. 波群命名：第 1 个向下的波为 Q 波；第 1 个向上的波为 R 波；R 波后第 1 个向下的波为 S 波；紧接着 S 波后第 1 个向上的波为 R′波；只有 1 个向下的波而无向上的波为 QS 波（图 2-9）。

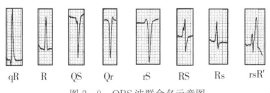

qR    R    QS    Qr    rS    RS    Rs    rsR′

图 2-9 QRS 波群命名示意图

2. QRS 波群时限测量：0.06～0.10 s，不超过 0.12 s（图 2-10）。

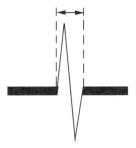

图 2-10 QRS 波群时限测量

3. Q 波的振幅与时限：正常的 Q 波（aVR 导联除外）的幅度小于同导联 1/4R，时限<0.04 s。

4. 波形与振幅：正常人 I 导联的 R 波<1.5 mV。I、II、III 导联的 QRS 波群在电轴未偏移的情况下主波向上，aVR 导联的 QRS 波群主波应向下，可呈 QS、Qr、rS、rSr$'$ 型。aVL 与 aVF 导联的 QRS 波群常呈 qR、Rs 或 R 型，也可呈 rs 型。正常人 aVL 导联的 R 波<1.2 mV，aVF 导联的 R 波<2.0 mV；胸导联 V$_1$、V$_2$ 导联多呈 rS 型，V$_1$ 的 R 波一般<1.0 mV；V$_5$、V$_6$ 导联的 QRS 波群可呈 qR、qRs、Rs 或 R 型，R 波一般<2.5 mV。正常人胸导联的 R 波从右至左（V$_1$～V$_5$ 导联）R 波逐渐增高，而 S 波逐渐变小，V$_1$ 导联 R/S<1，V$_5$ 导联的 R/S>1。在 V$_3$ 与 V$_4$ 导联的 R 波与 S 波的振幅大体相同。6 个肢体导联的 QRS 波群振幅中，每个导联正向波与负向波振幅的绝对值相加（即 R 波与 S 波电压的算术和）一般不应小于0.5 mV，同理，6 个胸导联中任何一个导联的 QRS 波群振幅一般不应小于0.8 mV；否则，称为 QRS 波群低电压。

5. R 峰时间（R peak time）：又称为室壁激动时间或类本位曲折时间（简称 VAT），为从室壁内膜面开始至外膜面除极结束所需时间（指 QRS 波群起点至 R 峰顶端垂直线的间距）。如有 R$'$ 波，则应测量至 R$'$ 峰；如 R 峰呈切迹，则应测量至切迹第 2 峰。各种 R 峰时间测量方法如图 2-11 所示：正常人 R 峰时间在 V$_1$、

$V_2$ 导联<0.04 s，在 $V_5$、$V_6$ 导联不应大于0.05 s。

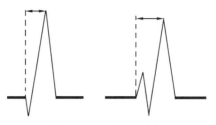

图 2-11 R 峰时间测量

（四）J 点

ST 段与 QRS 波群的连接点称为 J 点。J 点多在等电位线上，可伴随 ST 段的偏移而发生移位。J 点上移，可能是由于心室除极尚未结束而部分心肌开始复极，致使 J 点上移。由于心动过速等原因，使心室除极与心房肌复极并存，心房复极波（Ta 波）重叠于 QRS 波群的后段，导致 J 点下移。

（五）ST 段

从 QRS 波群的结束至 T 波起始的线段称为 ST 段，其正常值为 0.05～0.15 s，代表心室除极后缓慢复极的一段过程。

1. 形态：正常的 ST 段为一等电位线，又称为水平线。

2. 偏移：在肢体导联抬高<0.10 mV，少数可达0.15 mV；在胸导联 $V_1$、$V_2$<0.3 mV；$V_3$ 导联<0.5 mV；

其他导联<0.1 mV。各导联压低均<0.05 mV。

（六）T 波

T 波代表心室快速复极的电位变化。因 T 波的电轴与 QRS 波群的电轴基本一致，所以，QRS 波群主波向上的导联 T 波应直立，故常以 R 波占优势的导联作为分析 T 波改变的主要导联。

1. 高度：一般大于同导联 R 波的 1/10。

2. 方向：大多数常与主波方向一致。在 Ⅰ、Ⅱ 及 $V_4 \sim V_6$ 导联向上；Ⅲ、aVL、aVF 及 $V_1 \sim V_3$ 导联可向上、向下或双向。aVR 导联应向下；若 $V_1$ 导联直立，则 $V_2 \sim V_6$ 导联不应倒置，在胸导联有时可达 1.2～1.5 mV，均属正常。

3. 形态：呈圆钝形，前支较平，后支较陡。顶峰前时间占 2/3，顶峰后占 1/3（图 2-12A），后支的反向延长线达到或超过 R 波的顶峰（图 2-12B）。

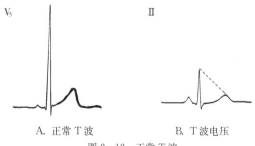

A. 正常 T 波　　　B. T 波电压

图 2-12　正常 T 波

（七）QT 间期

从 QRS 波群的起点至 T 波结束称为 QT 间期。无 Q 波者，从 R 波起点至 T 波终点。代表心室肌除极和复极共需时间。一般选择 T 波高、U 波明显的导联（$V_3$）测量。

QT 间期与心率有关。心率慢，QT 间期略长；心率快，QT 间期略短。心率在 60～100 bpm 时，QT 间期的正常范围为 0.32～0.44 s。由于 QT 间期受心率变化的影响很大，所以常采用 Bazett 公式计算：$QT_c = QT/\sqrt{RR}$。即 RR 间期为 1 s（心率 60 bpm）时的 QT 间期。正常的 QT 间期最高限值不超过 0.45 s（女为 0.46 s）；超过此时限，即认为延长。常根据 QT 间期正常限度表加以分析（表 2-4）。QT 间期延长常见于心肌病、心肌梗死、低血钾、低血钙及其他某些药物影响。

表 2-4　　　正常 QT 间期及其最高限度

| RR 间期<br>（s） | 心率<br>（bpm） | 正常<br>（s） | 正常最高限度<br>（s） |
| --- | --- | --- | --- |
| 1.50 | 40.0 | 0.478 | 0.52 |
| 1.40 | 43.0 | 0.461 | 0.50 |
| 1.30 | 46.0 | 0.445 | 0.49 |
| 1.25 | 48.0 | 0.437 | 0.48 |
| 1.20 | 50.0 | 0.427 | 0.47 |

| RR 间期 (s) | 心率 (bpm) | 正常 (s) | 正常最高限度 (s) |
|---|---|---|---|
| 1.10 | 54.5 | 0.409 | 0.45 |
| 1.15 | 52.0 | 0.418 | 0.46 |
| 1.05 | 57.0 | 0.400 | 0.44 |
| 1.00 | 60.0 | 0.390 | 0.43 |
| 0.95 | 63.0 | 0.380 | 0.42 |
| 0.90 | 66.5 | 0.369 | 0.41 |
| 0.85 | 70.5 | 0.359 | 0.40 |
| 0.80 | 75.0 | 0.348 | 0.39 |
| 0.75 | 80.0 | 0.337 | 0.38 |
| 0.70 | 86.0 | 0.326 | 0.37 |
| 0.65 | 92.5 | 0.314 | 0.35 |
| 0.60 | 100.0 | 0.302 | 0.34 |
| 0.55 | 109.0 | 0.289 | 0.33 |
| 0.50 | 120.0 | 0.276 | 0.32 |
| 0.45 | 133.0 | 0.261 | 0.30 |
| 0.40 | 150.0 | 0.246 | 0.29 |
| 0.35 | 172.0 | 0.230 | 0.27 |

## （八）U 波

U 波为 T 波后 0.02～0.04 s出现的一个小波，是代表心室的后继电位。但其产生机制尚不完全清楚。一般直立的 U 波及倒置的 U 波分别在 $V_3$、$V_4$ 导联最清楚，所以常用 $V_3$、$V_4$ 导联来检测 U 波。

1. 幅度：正常人 U 波在 $V_3$ 导联<0.2～0.3 mV，其他导联均<0.05 mV，但绝不超过同导联 T 波的 1/2 高度。U 波幅度增高常见于低血钾，其次为洋地黄、奎尼丁等药物作用。

2. 方向：应与 T 波一致。U 波倒置或双向，$V_4$ 导联最清楚，常见于心肌劳损如原发性高血压、冠心病、急性心肌梗死。

## 三、小儿心电图的特点

小儿的发育过程迅速，生理解剖与成人有明显不同，常以右心室占优势型逐渐转为左心室占优势型，其特点如下。

1. 心率较成人快：一般新生儿为 130～150 bpm；2～4 岁为 110～120 bpm；4～8 岁为 90～110 bpm；10 岁以后开始与成人心率接近，为 60～100 bpm。

2. P 波的时限较成人短，儿童<0.09 s。P 波的电压在新生儿时较尖稍高，以后逐渐接近成人。

3. 婴儿 QRS 波群常以右心室占优势，$V_1$～$V_2$ 导联 R 波增高，$V_5$～$V_6$ 导联 S 波增深；以后随年龄而逐渐改变，胸导联 R 波逐渐增高。小儿的 Q 波较成人狭窄而深，Ⅱ、Ⅲ、aVF 导联常见，电轴>＋90°。

4. 小儿的 T 波变异性较成人大，新生儿常以肢体导联和右胸导联出现 T 波低平、倒置。（图 2−13）

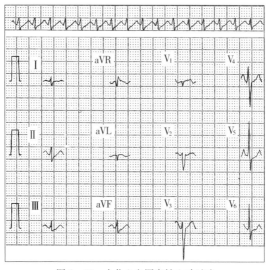

图 2−13　小儿心电图窦性心动过速

女，2 个月，发热。第 1 排 Ⅱ 导联连续记录：心房率 238 bpm，PR 间期0.12 s，QRS 波群时限 0.06 s。

# 第三章 房室肥大

## 一、心房肥大

心房肥大（atrial hypertrophy）是因器质性心脏病使其前后负荷过重所引起。心房扩大是由于心房肌纤维增长和变粗以及房间隔传导束被牵拉和损伤导致的功能性改变，当其肥大或扩张到一定程度时便产生相应的心电图改变。

（一）左心房肥大

1. 心电图特点：

（1）P 波时限增宽≥0.12 s，在 Ⅰ、Ⅱ、aVR、aVL 导联最明显。

（2）P 波的形态常呈双峰型（峰距≥0.04 s）在 Ⅰ、Ⅱ、aVL 导联最明显，后峰比前峰高，呈第二峰型，这种形态的 P 波常称为二尖瓣 P 波（图 3-1），但并非二尖瓣疾病。

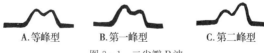

A.等峰型　　　B.第一峰型　　　C.第二峰型

图 3-1　二尖瓣 P 波

二尖瓣 P 波为什么会呈双峰型？结合图 3-2 进行分析：由于左心房肥大时常伴有心房内阻滞，左、右心房开始除极的时间差增大，左心房除极波幅增高，时限延长，所以双侧心房波峰距离增大，其时限延长，故形成双峰型 P 波。

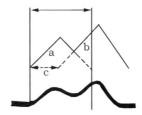

图 3-2　二尖瓣 P 波形成示意图

a 为右心房除极；b 为左心房除极；c 为左、右心房开始除极时间差

（3）P 波在 $V_1$ 导联呈先正后负，将 $V_1$ 负向 P 波的时间乘以负向 P 波振幅，称为 P 波终末电势（P-wave terminal force，$PtfV_1$）（图 3-3）。当左心房肥大时，$PtfV_1 \leqslant -0.04$ mm·s，负值越大，左心房扩大越明显。（图 3-4）

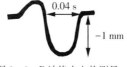

图 3-3　P 波终末电势测量

P 波终末时间为 0.04 s，幅度为 −1 mm，故 PtfV$_1$ = 0.04 s×(−1)mm=−0.04 mm·s。

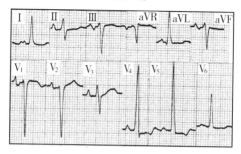

图 3-4　左心房肥大，左心室肥大

女，38 岁，红斑狼疮性心肌炎，心悸、气促，心功能Ⅲ级。PR 间期 0.17 s，P 波在Ⅰ、aVR 导联有切迹，峰距 0.05 s。PtfV$_1$ −0.04 mm·s。QRS 波群时限 0.08 s，Rv$_5$＋Sv$_1$ 5.0 mV，电轴−30°。T 波在Ⅰ、aVL、V$_6$ 导联平，V$_4$、V$_5$ 导联倒置。

2. 心电图鉴别：需与不完全性房内阻滞相鉴别。不完全性房内阻滞的 P 波时限＞0.11 s，呈双峰型，有明显切迹，峰距＞0.04 s，但其后峰不高于前峰，双峰为等峰型，在Ⅱ、aVF、V$_4$～V$_6$ 导联明显。

3. 病因：常见于二尖瓣狭窄，也见于冠心病、高血压心脏病、急性左心衰等。

（二）右心房肥大

一般正常情况下，右心房先除极，左心房后除极。

1. 心电图特点：

（1）P波高耸而较尖，其振幅≥0.25 mV，在Ⅱ、Ⅲ、aVF导联较明显，又称为肺性P波；但并非慢性肺源性心脏病特有。

（2）P波振幅大于同导联1/2 R波，亦应考虑右心房肥大。

（3）在 $V_1$ 导联P波直立时，其振幅≥0.15 mV；如双向时，其振幅的算术和≥0.20 mV。

（4）右心房肥大时为什么P波会高尖？结合图3-5进行分析：由于右心房肥大，右心房的除极波幅增大，时限延长，左、右心房除极波的降支近重叠，故形成一个形态高尖的P波。（图3-6）

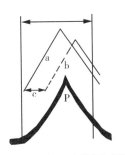

图3-5　肺性P波形成示意图

a为右心房除极波；b为左心房除极波；c为左、右心房除极时间差。

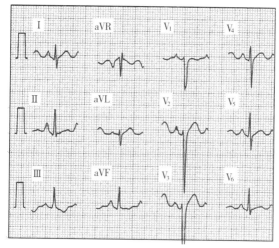

图 3-6　右心房肥大

　　男，60 岁，肺源性心脏病。PR 间期 0.16 s，P$_{II}$高 0.3 mV，QRS 波群时限 0.08 s，II、aVF 导联 T 波低平，III 导联 T 波倒置。

　　2. 心电图鉴别：应与窦性心动过速时肺动脉高压而引起的一过性 P 波高尖、类似右心房肥大的心电图改变相鉴别。

　　3. 病因：常见于慢性肺源性心脏病、房间隔缺损、室间隔缺损、肺动脉高压及肺动脉狭窄等疾病。

（三）双侧心房肥大

**1. 心电图特点：**

（1）P 波异常高而宽阔，呈双峰型，峰距＞0.04 s。

（2）P 波时限＞0.12 s，P 波振幅≥0.25 mV。（图 3-7）

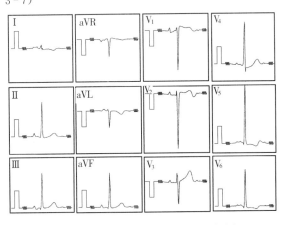

图 3-7  左、右心房肥大，左心室肥大劳损

男，40 岁，扩张型心脏病，心脏扩大，胸闷气促。PR 间期 0.20 s，P 波在 I、II、aVR 及 $V_4$～$V_6$ 导联有切迹，峰距 0.08 s，$PtfV_1$＜－0.04 mm·s；P 波在 II、III、aVF 导联前峰高于后峰，$PtIV_1$＋0.04 mm·s。QRS 波群时限 0.09 s，$Rv_5$＋$Sv_1$＝5.8 mV，$V_5$、$V_6$ 导联 ST 段下斜型压低 0.1 mV，I、aVL、$V_5$、$V_6$ 导联 T 波倒置。

2. 病因：常见于先天性心脏病、风湿性心脏病，扩张型心肌病、缺血性心肌病、高血压心脏病。

## 二、心室肥大

心室肥大（ventricular hypertrophy）是由于心室肥厚或心室腔扩张所致。心室肥厚是由于代偿期负荷过重而引起心肌呈向心性肥厚，常见于原发性高血压、主动脉瓣狭窄及肺动脉瓣狭窄；心室腔扩张是由于失代偿期负荷过重所致，常见于房间隔缺损、室间隔缺损、动脉导管未闭及主动脉瓣关闭不全等。心室肥厚与心室扩张可并存。

（一）左心室肥大

1. 成人左心室肥大心电图特点：

（1）QRS 波群电压增高：① $Rv_5 + Sv_1$，男 > 4.0 mV，女 > 3.5 mV；② $R_I + S_{III} > 2.5$ mV（电轴左偏时）；③ $R_I > 1.5$ mV；④ $R_{aVL} > 1.2$ mV；⑤ $R_{aVF} > 2.0$ mV；⑥ $Rv_5$ 或 $Rv_6 > 2.5$ mV；⑦ Cornell 标准，$R_{aVL} + Sv_3 > 2.8$ mV（男）或 > 2.0 mV（女）。

（2）可出现电轴左偏，一般 < −30°。但不是诊断左心室肥大的必需条件，有辅助诊断意义。

（3）QRS 波群时限延长，可达 0.10～0.11 s。

（4）ST 段和 T 波的改变：以 R 波为主的导联 ST 段压低（$V_5$、$V_6$），T 波低平，甚至倒置；以 S 波为主的导联 ST 段抬高（$V_1$、$V_2$），T 波直立。（图3-8）

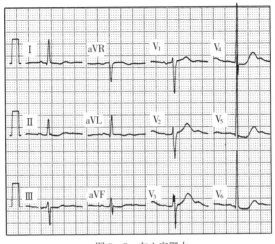

图 3 - 8　左心室肥大

男，60 岁，原发性高血压 10 年。心界向左下扩大。PR
间期 0.20 s，QRS 波群时限 0.09 s。$Rv_5$　3.3 mV，$V_4 \sim V_6$
导联 ST 段下斜型压低 0.1 mV，T 波在 I、II、aVL 导联平，
$V_5$、$V_6$ 导联低值。

2. 儿童左心室肥大心电图特点：如表 3 - 1 所示。

————实用心电图手册

表 3-1　　　儿童左心室肥大的参考标准

| | 电压/mV | | | | |
|---|---|---|---|---|---|
| | 0~7 天 | 7 天~1 个月 | 1~3 岁 | 3~5 岁 | >5 岁 |
| $R_{V_6}$ | >1.2 | >2.3 | >2.3 | >2.5 | >2.7 |
| $S_{V_1}$ | >2.3 | >1.8 | >2.1 | >2.2 | >2.6 |
| $S_{V_1}+$ $R_{V_6}/or$ $R_{V_5}$ | >2.8 | >3.5 | >3.8 | >4.2 | >4.7 |

3. 心电图鉴别：

(1) 左束支阻滞：左心室肥大时 QRS 波群时限增宽，$V_5$、$V_6$ 导联的波形与左束支阻滞相似，易混淆。其鉴别要点是：左心室肥大时，$V_5$、$V_6$ 导联常有 q 波，R 波无粗钝，QRS 波群时限<0.12 s，R 峰时间<0.06 s；而完全性左束支阻滞时，$V_5$、$V_6$ 导联只有粗钝的 R 波，无 q 波，QRS 波群时限≥0.12 s，R 峰时间>0.06 s。

(2) B 型预激综合征：左心室肥大时，PR 间期>0.12 s，无 Δ 波，QRS 波群时限一般正常或增宽，左心室面电压异常增高；而 B 型预激综合征时，PR 间期<0.12 s，有 Δ 波，QRS 波群时限>0.12 s。

(3) 左心室肥大的 ST-T 改变：一般认为只有左心室面电压增高，QRS 波群的时限延长，电轴左偏而无

ST-T 的改变，称为左心室肥大；若无 QRS 波群电压升高，仅有左心室面 ST-T 改变，称为左心室劳损；既有左心室面电压增高，又有左心室面 ST-T 改变，称为左心室肥大劳损（劳累）。

（4）有学者认为：$Tv_5$ 倒置$\geqslant 0.20$ mV，双支对称，是左心室肥大劳损的依据。凡有电轴左偏、$Tv_5$ 倒置（双支对称），即可考虑左心室肥大劳损。

4. 病因：原发性高血压、冠心病、肥厚型心肌病、室间隔缺损、动脉导管未闭等。

（二）右心室肥大

1. 成人右心室肥大心电图特点：

（1）QRS 波群电压增高：① $Rv_1 + Sv_5 > 1.05$ mV（重度$> 1.2$ mV），② $V_1$ R/S$>1$，$V_5$ R/S$<1$；③ $Rv_1 > 1.0$ mV；④ $R_{aVR} > 0.5$ mV；⑤ $V_1$ 导联呈 qR、R、Rs、rSR 型。

（2）R 峰时间（$V_1$）$> 0.03$ s，左心室面导联（Ⅰ、aVL、$V_5$）的 S 波加深。正常的右心室壁为左心室壁的 1/3，只有右心室肥大时，才会使综合向量由左心室占优势型转向右心室占优势型，导致右心室面电压增高（$V_1$ 导联 R 波增高）。

（3）电轴右偏$\geqslant 90°$。重症者$> +110°$。

（4）$V_1$ 导联 ST 段压低。（图 3 - 9）

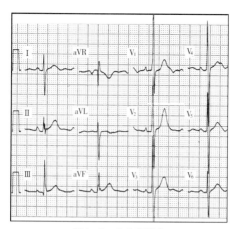

图 3-9 右心室肥大

女，12岁，法洛四联症，心悸、气促。PR 间期 0.15 s，QRS 波群时限 0.08 s，电轴 +114°，Rv₁+Sv₅=4.5 mV。

2. 儿童右心室肥大心电图特点：如表 3-2 所示。

表 3-2 儿童右心室肥大的参考标准

| | 电压/mV | | | | |
|---|---|---|---|---|---|
| | 0～7 天 | 7 天～1 个月 | 1～3 岁 | 3～5 岁 | >5 岁 |
| Sv₅ | >2.7 | >2.2 | >1.8 | >1.8 | >1.3 |
| Rv₁ | >1.0 | >1.0 | >0.7 | >0.6 | >0.4 |
| Rv₁+Sv₅ | >3.7 | >4.3 | >3.0 | >2.4 | >1.7 |

3. 心电图鉴别：

（1）A 型预激综合征：$V_1$ 导联呈 R 型时，应与右心室肥大相鉴别。前者电轴不显著右偏、$Sv_5$ 不深，但 PR 间期缩短，有 Δ 波，可资鉴别。

（2）左间隔分支阻滞：如表 3-3 所示。

表 3-3    右心室肥大与左间隔分支阻滞相鉴别

| 鉴别要点 | 右心室肥大 RVH | 左间隔分支阻滞 LSFB |
|---|---|---|
| $V_1$、$V_2$ 导联 R/S>1 | 有 | 有 |
| $V_5$ 导联 R/S<1 | 有 | 无 |
| 右心室面电压偏高，aVR 导联呈 QR 型，R>0.5 mV | 有 | 无 |
| 电轴右偏 | 有 | 无 |

4. 病因：常见于肺源性心脏病、风湿性心脏病二尖瓣狭窄、原发性肺动脉高压症。

（三）双侧心室肥大

双侧心室肥大尚无可靠的诊断标准，其心电图与病理检查诊断符合率较低。双侧心室肥大的心电图特点：

1. 有左心室肥大的依据，并同时出现下列 1 项或几项者：①电轴左偏>+90°，$V_5$ 导联 R/S<1；②$V_1$ 导联 R/S>1；③ aVR 导联 R/Q>1；④ $V_1$ 导联 VAT>0.03 s。

2. 有右心室肥大的依据，并同时伴有下列 1 项或多项者：①电轴左偏；②$V_5$、$V_6$ 导联电压增高或伴 T 波倒置；③$V_5$、$V_6$ 导联出现较深的 q 波；④QRS 波群时限延长，但<0.12 s。(图 3 - 10)

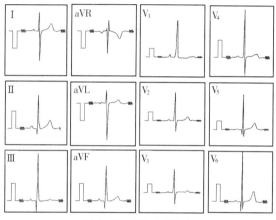

图 3 - 10　双侧心室肥大

男，28 岁，肥厚型心肌病，心脏扩大。PR 间期0.14 s，电轴＋14°，QRS 波群时限 0.10 s，$V_1$ 导联呈 R 型，$Rv_1$ 4.3 mV，aVR 导联呈 rsR′型，R′为 0.7 mV，$Rv_5$ 4.5 mV，$Rv_6$ 3.0 mV。既有右心室肥大依据又有左心室面电压增高，即可诊断双侧心室肥大。

# 第四章 心肌缺血

心肌缺血即冠状动脉供血不足，是指心肌的血液供应满足不了心肌活动的需要。正常的冠状动脉有强大的代偿功能，可根据心肌活动的强度调节相应流量。当身体进行剧烈的活动时冠状动脉也能稍有扩张，这时冠状动脉流量比休息时明显增加，所以正常人一般情况下不会发生冠状动脉供血不足。引起冠状动脉供血不足的原因较多，当冠状动脉流量下降 50％～70％时，临床会出现冠状动脉供血不足现象，其最常见的病因是冠状动脉粥样硬化。偶有冠状动脉缺血症状较典型，但 ST-T 改变不明显，冠状动脉造影证实冠状动脉狭窄明显，常见于冠状动脉建立了侧支循环来代偿。所以症状不典型者，必要时行心电图运动负荷试验、冠状动脉 CT、SPECT，冠状动脉造影检查或 24 小时动态心电图观察。

## 一、心肌缺血的心电图改变

在正常情况下，心肌的复极过程是从外膜开始向内膜推进。如发生心肌缺血（myocardial ischemia），复极过程将发生改变，心电图上将出现 T 波改变。

（一）心内膜下心肌缺血

这部分心肌复极较正常时更为延迟，而心外膜下心肌供血相对良好，致使最后的心内膜下的心肌复极时已没有其他与之相抗衡的心电向量存在，导致 T 波向量增加，出现与 QRS 主波方向一致的宽大直立的 T 波（图 4-1A）。例如：下壁心内膜下心肌缺血时，Ⅱ、Ⅲ、aVF 导联上出现宽大直立的 T 波。

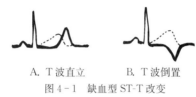

A. T 波直立　　　　B. T 波倒置

图 4-1　缺血型 ST-T 改变

（二）心外膜下心肌缺血

这将引起心肌复极顺序逆转（即心内膜复极在先，心外膜复极在后），于是出现与正常方向相反的 T 向量。在心电图上出现与 QRS 波群主波方向相反的 T 波（图 4-1B）。例如：下壁心外膜下心肌缺血时，Ⅱ、Ⅲ、aVF 导联上出现较深而倒置的 T 波；前壁心外膜下心肌缺血，胸导联（$V_3$～$V_5$）出现倒置的 T 波。

典型心绞痛发作时，缺血型的 ST 段改变呈水平型或下斜型压低≥0.1 mV，可伴有 T 波倒置（图 4-2）。心肌缺血时 ST 段呈水平型或下斜型压低≥0.05 mV（图 4-3），在临床才有诊断价值。目前认为，ST 段水平型或下斜型压低对心肌缺血意义更大。

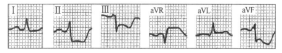

图 4-2  变异型心绞痛发作

男，28岁，胸闷，阵发性心绞痛，气促。临床诊断：冠心病。该病人10年后在当地突发心绞痛后死亡。心绞痛发作时，PR间期0.16 s，QRS波群时限0.05 s。Ⅱ、Ⅲ、aVF导联ST段下斜型压低0.3 mV，aVR导联ST段向上抬高0.2 mV。

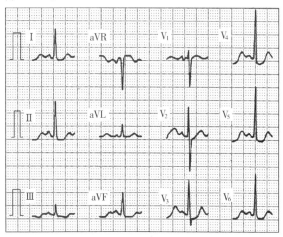

图 4-3  前壁及下壁心肌缺血

女，77岁，冠心病，糖尿病。PR 间期 0.15 s，QRS 波群时限 0.08 s。Ⅰ、Ⅱ、Ⅲ、aVF 及 $V_4 \sim V_6$ 导联 ST 段水平型压低 $0.1 \sim 0.2$ mV。T 波在Ⅱ、Ⅲ、aVF 导联平，Ⅰ、$V_5$、$V_6$ 导联低值。

## 二、心电图鉴别

ST-T 改变在心电图上是常见的，但有一部分是属非特异性的一种改变。见到 ST-T 改变不一定就要考虑心肌缺血，在心电图诊断之前必须结合临床进行分析及鉴别诊断。影响 ST-T 的因素很多，除考虑冠心病外，其他常见的心肌炎、心包疾病、心肌病等也可出现类似缺血型的 ST-T 改变；此外，还有心室肥大劳损及心血管神经症引起的非特异性 ST-T 改变。

# 第五章　心肌梗死

心肌梗死（myocardial infarction）是指心肌缺血性坏死，是冠心病最严重的临床表现之一。绝大多数是由于冠状动脉粥样硬化造成管腔严重狭窄甚至完全闭塞而又未充分形成侧支循环来代偿，使心肌严重而持久性缺血所致。其心电图表现为特征性改变并有演变过程，对心肌梗死的确诊及预后有重要临床意义。

## 一、特征性心电图改变的机制

### （一）"缺血型"改变

冠状动脉阻塞后，一切复极明显迟缓，产生心肌缺血，T向量背离缺血区。若缺血发生在心内膜下心肌，而心外膜下心肌供血良好，内膜下心肌复极明显迟缓，但心室复极的过程仍和正常一样从心外膜下心肌开始，其向量方向是从心内膜指向心外膜心肌，所以背离缺血的心内膜，已没有其他抗衡的心电向量存在，这样T向量环投影在缺血区心室壁导联轴的正侧，出现宽大而直立的 T 波。若心肌缺血发生在心外膜下心肌，外膜复极明显延缓，而电极面对着缺血的导联出现倒置的 T 波，引起 QT 间期延长。

（二）"损伤型"改变

由于缺血时间的延长，缺血程度加重，将会出现"损伤型"改变，面向损伤心肌的导联出现 ST 段抬高。关于 ST 抬高的机制，以"损伤型"及"受阻型"电流现象解释为妥。

1. 损伤型电流现象：由于心肌细胞缺血的程度更进一步加重，使心肌细胞严重受损，致使心肌细胞发生变化，膜的通透性增加，其极化程度（外正内负）较正常为低，导致该处细胞膜极化不足。其产生原因是由于常有部分阳离子进入细胞内引起损伤区膜外阳离子减少，其电位低于正常区电位而出现损伤型的 ST 段改变。若心外膜下心肌损伤，面对着损伤区导联，出现 ST 段抬高，呈现损伤期的单向曲线，ST 段弓背向上。

2. 除极受阻现象：当心肌除极时，除极到损伤心肌周围，产生保护性除极受阻，出现只有正常区进行除极而受阻区未被除极的现象，因此损伤区的电位高于正常区电位，正常心肌与受损心肌之间产生电位差，形成损伤型电流而引起 ST 段向上抬高。

（三）"坏死型"改变

由于心肌缺血进一步加重，导致心肌细胞变性、坏死。该坏死区的心肌细胞丧失了电活动能力，不能再进行除极，也不再产生生物电流，故无电位差。其对侧的正常心肌细胞照常进行除极，致使心电图上

0.03～0.04 s 的向量必然指向正常区而背离坏死区，所以"坏死型"改变主要表现为面向坏死区的导联上出现异常的 Q 波或 QS 波，Q 波时限≥0.04 s，Q 波的电压≥1/4 R波或有明显切迹。

## 二、心肌梗死的分期

心肌梗死的分期根据心肌梗死后的缺血、损伤、坏死随时间不同而出现动态演变，可分为以下 4 期。

（一）超急期（超急性损伤期）

在心肌梗死后数分钟到数小时内，将出现缺血和损伤心电图的改变，表现为巨大高耸的 T 波，类似高血钾心电图改变。ST 段呈斜型抬高，与直立的 T 波相连，但尚未出现异常 Q 波（图 5-1）。由于持续时间短，在心电图上有时难以描记到。如果处理及时，预后较好。

（二）急性期（充分发展期）

在心肌梗死后数小时至数天出现，可持续数周。心电图呈现演变，ST 段呈弓背型向上抬高，与直立的 T 波形成单向曲线，由于心肌的坏死，导致面向坏死区导联的 R 波幅度降低或消失，出现异常 Q 波（或 QS 波），T 波由直立转向倒置，逐渐加深（图 5-2）。

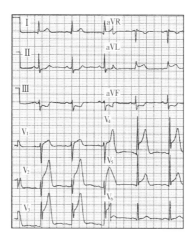

图 5-1 超急期急性心肌损伤

男，36岁，因心绞痛半小时后做心电图。PR间期
0.18 s，心房率 68 bpm，QRS 波群时限 0.06 s。Ⅰ、aVL、
$V_1 \sim V_5$ 导联 ST 段呈上斜型抬高 $0.1 \sim 0.8$ mV，Ⅱ、Ⅲ、
aVF 导联 ST 段水平型压低 $0.1 \sim 0.2$ mV，$V_2 \sim V_5$ 导联 T 波
较高尖 $0.5 \sim 1.0$ mV，ST 段与 T 波相连，尚未出现异常
Q 波。

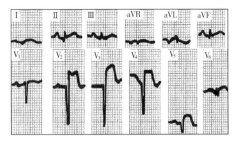

图 5-2　急性前侧壁心肌梗死，肺性 P 波，
肢体导联 QRS 波群低电压

男，56 岁，慢性支气管炎 10 年，冠心病 5 年，突发心前区痛 6 小时。PR 间期 0.16 s，QRS 波群时限 0.06 s。I、aVL 及 $V_2 \sim V_6$ 导联呈 QS 型，伴 ST 段弓背抬高 0.5～0.7 mV，与直立的 T 波形成单向曲线。II、III、aVF 导联 P 波较高尖，P＞1/2 R。I＋II＋III 导联 QRS 波群的电压 0.9 mV。

（三）近期（亚急性期）

在心肌梗死后数周出现。此期以坏死及缺血为主要特征，ST 段弓背型抬高减轻，逐渐回至等电位线，异常 Q 波及 QS 波仍存在，缺血型的 T 波倒置由加深逐渐变浅（图 5-3）。

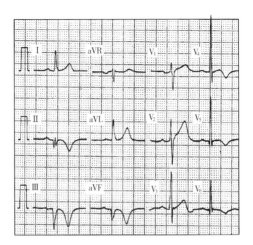

图 5-3　近期下壁心肌梗死伴前壁心肌缺血

女，59 岁，冠心病，心绞痛 15 天后做心电图。Ⅲ、aVF 导联 QRS 波群呈 QS 型，Ⅱ 导联呈 QrS 型，伴 T 波倒置 0.5～0.7 mV，$V_4$～$V_6$ 导联 T 波倒置 0.2～0.9 mV，PR 间期 0.15 s，QRS 波群时限 0.08 s，电轴－30°。

（四）陈旧性期（愈合期）

常在急性心肌梗死后 3～6 个月或更久出现。坏死型的 Q 波或 QS 波仍存在，ST 段回到等电位线，T 波持续倒置或低平，趋于恒定不变（图 5-4）。如 ST 段半年不回至等电位线，则要考虑心室壁瘤的诊断。大多数心肌梗死患者，其 Q 波或 QS 波持续终身，但随着瘢痕组织的缩小和周围心肌代偿性肥大，几年后坏死型的 Q 波明显缩小。但有个别病例异常 Q 波甚至消失，或出现直上直下型的陈旧性心肌梗死图形。

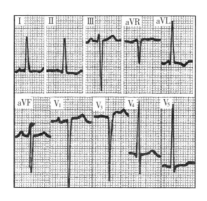

图 5-4  陈旧性前壁心肌梗死，左心室肥大劳损

男，78 岁，原发性高血压，冠心病，心肌梗死后 15 年。PR 间期0.20 s，QRS 波群时限 0.07 s，QRS 波群在 $V_1$ 导联呈 rS 型、$V_3$ 导联呈 QS 型、$V_5$ 导联呈 Rs 型。$Rv_5 + Sv_1 = 5.0$ mV，电轴$-43°$，I、II、aVL、$V_5$ 导联 T 波轻度倒置。

20 世纪 90 年代后，我国开展了对急性心肌梗死实施溶栓及心脏的介入治疗，不但明显缩短整个病程，还可改变急性心肌梗死的特征表现，有部分病例不再呈现上述典型的演变过程。

### 三、心肌梗死的定位

心肌梗死的定位诊断，主要根据坏死型图形（异常 Q 波呈 Qr 或 QS 型）来确定部位。其常见部位如下。

（一）前间壁心肌梗死

异常 Q 波或 QS 波出现在 $V_1 \sim V_3$ 导联。

（二）前壁心肌梗死

异常 Q 波或 QS 波出现在 $V_3$、$V_4$（$V_5$）导联。

（三）前侧壁心肌梗死

异常 Q 波或 QS 波出现在 $V_4 \sim V_6$ 及 I、aVL 导联。

（四）下壁心肌梗死

异常 Q 波或 QS 波出现在 II、III、aVF 导联。

（五）后壁心肌梗死

异常 Q 波或 QS 波出现在 $V_7 \sim V_9$ 导联；而与后壁导联相对应的 $V_1$、$V_2$ 导联，则出现 R 波增高，ST 段压低及 T 波增高。

（六）广泛前壁心肌梗死

异常 Q 波或 QS 波出现在 $V_1 \sim V_6$ 导联。（图 5 - 5～图 5 - 19）。

心肌梗死的心电图定位如表 5 - 1 所示。

| 表 5-1 | | | | | | | | | | | | | | 心肌梗死的定位 |

| | V$_1$ | V$_2$ | V$_3$ | V$_4$ | V$_5$ | V$_6$ | V$_7$ | V$_8$ | V$_9$ | I | II | III | aVL | aVF |
|---|---|---|---|---|---|---|---|---|---|---|---|---|---|---|
| 前间壁 | + | + | ± | | | | | | | | | | | |
| 前壁 | | | + | + | ± | | | | | | | | | |
| 前侧壁 | | | | ± | + | ± | | | | + | | | + | |
| 高侧壁 | | | | | | | | | | + | | | + | |
| 广泛前壁 | + | + | + | + | + | + | | | | ± | | | ± | |
| 下壁 | | | | | | | | | | | + | + | | + |
| 后壁 | ⊕ | ⊕ | | | | | + | + | + | | | | | |

注：＋表示出现异常 Q 波，ST 段弓背型抬高与直立的 T 波形成单向曲线；±表示可有可无异常 Q 波；⊕表示 R 波增高、T 波高耸。

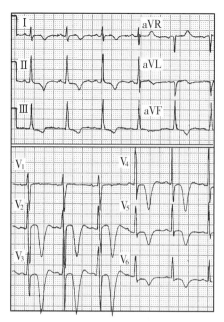

图 5-5　急性心内膜下心肌梗死

　　男，52 岁，冠心病 5 年，近半个月来心前区痛，加重 12 小时入院。心肌酶学异常增高，PR 间期 0.16 s，QRS 波群时限 0.08 s，无异常 Q 波。Ⅰ、Ⅱ、Ⅲ、aVF、$V_2$～$V_6$ 导联 T 波倒置，最深为 1.7 mV，呈冠状 T 波，aVR 导联 T 波直立，表明病变的部位局限于心内膜下 1/2 或 1/3 处的心肌。有学者认为，心室壁靠近心外膜的 1/3 或 1/4 厚度的心肌参与 R 波的形成，而靠近心内膜下心肌是由浦肯野纤维的不同方向激动而除极，电位互相抵消，故不参与 R 波的形成。所以，心内膜下心肌梗死虽有梗死存在，但不出现梗死的特征表现。一般不出现异常 Q 波及 ST 段呈弓背型向上抬高的单向曲线的改变，而主要表现为 ST 段压低或倒置较深的 T 波，aVR 导联则出现 ST 段抬高，T 波直立。本图完全符合以上特征。

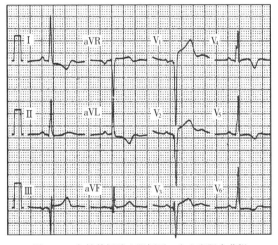

图 5-6　急性前间壁心肌梗死，左心室肥大劳损

　　男，67 岁，原发性高血压，冠心病，本次发作心绞痛 1 天。PR 间期 0.16 s，QRS 波群时限 0.08 s，QRS 波群在 $V_1 \sim V_2$ 导联呈 QS 型、$V_3$ 导联呈 qrS 型，伴 ST 段弓背型抬高，与直立的 T 波形成单向曲线。$S_{V1} + R_{V5}$　4.4 mV，$R_{aVL}$　1.5 mV，

$R_I + S_{III} = 2.8$ mV，I、aVL、$V_4 \sim V_6$ 导联 T 波倒置。I、aVL 导联 ST 段下斜型压低 0.2 mV，$V_5 \sim V_6$ 导联 ST 段水平型压低 0.1 mV。

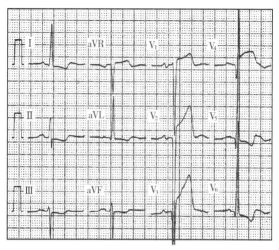

图 5-7　急性前壁心肌梗死，左心房、左心室肥大

　　女，56 岁，原发性高血压 15 年，突发心前区绞痛 2 小时。临床诊断：原发性高血压，冠心病，心脏扩大，急性心肌梗死。PR 间期 0.16 s，II、III、aVF 导联 P 波有切亦，峰距 >0.04 s，QRS 波群时限 0.06 s。QRS 波群在 $V_1$ 导联呈 rS 型、$V_2 \sim V_3$ 导联呈 QS 型、$V_4 \sim V_6$ 导联呈 QR 型。$V_1 \sim V_4$ 导联 ST 段弓背型抬高，与直立的 T 波形成单向曲线。电轴 $-23°$，$Sv_1 + Rv_5 = 7.4$ mV，I、II、$V_5 \sim V_6$ 导联 T 波倒置。

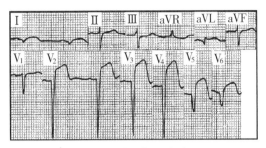

A. 心绞痛发作 10 小时

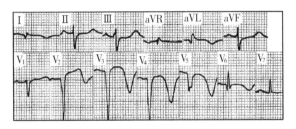

B. 心肌梗死后 18 天

图 5 - 8　急性前侧壁心肌梗死

　　男，76 岁，原发性高血压，冠心病。图 A：心前区痛发作 10 小时。PR 间期 0.16 s，QRS 波群时限 0.06 s，QRS 波群在 V₁ 导联呈 rS 型，在 Ⅰ、aVL、V₂～V₆ 导联呈 QS 型。Q 波时限＞0.06 s，ST 段弓背型抬高 0.1～0.7 mV，与直立的 T 波形成单向曲线。图 B：心肌梗死后 18 天。QRS 波群在 V₂～V₅ 导联呈 QS 型，在 Ⅰ、aVL 导联呈 qr 型，在 V₆ 导联呈 qrS 型。Ⅰ、aVL、$V_2 \sim V_6$ 导联 T 波倒置 0.1～0.9 mV。ST 段除 $V_2 \sim V_3$ 导联稍向上抬高外，其余回到等电位线。

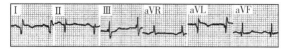

图 5-9　近期高位侧壁心肌梗死

女，67 岁，冠心病，心肌梗死后 12 天。PR 间期 0.13 s，心房率 99 bpm，QRS 波群时限 0.06 s。QRS 波群在Ⅰ、aVL 导联呈 Qr 型，Q 波时限 0.03 s，ST 段弓背型抬高 0.1 mV，T 波倒置，电轴＋150°。

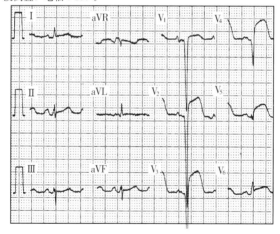

A. 急性广泛性前壁心肌梗死

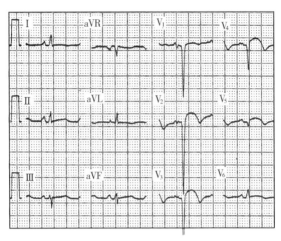

B. 心肌梗死后 15 天

图 5-10　亚急性广泛性前壁心肌梗死

男，47 岁，心前区闷痛半年，加重 1 天。临床诊断：冠心病，急性心肌梗死。图 A：PR 间期 0.13 s，QRS 波群时限 0.06 s。QRS 波群在 $V_1 \sim V_4$ 导联呈 QS 型、$V_5$ 导联呈 rS 型；$V_1 \sim V_6$ 导联 ST 段呈弓背型抬高 0.1~0.6 mV，与直立的 T 波形成单向曲线，电轴−30°。图 B：ST 段明显降低，T 波倒置 0.2~0.4 mV，向近期过渡。

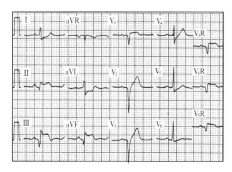

图 5-11 急性前间壁、下壁及右心室心肌梗死

男，62 岁，冠心病，心绞痛 15 小时。临床诊断：冠心病。PR 间期 0.18 s，QRS 波群时限 0.07 s，QRS 波群在 Ⅱ、Ⅲ、aVF、$V_3R\sim V_5R$ 导联呈 Qr 型，$V_1\sim V_3$ 导联呈 Qs 型；ST 段弓背型抬高 0.15～0.4 mV，与直立的 T 波形成单向曲线。Ⅰ、aVL 导联 ST 段压低 0.2 mV。

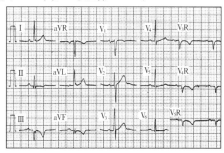

图 5-12 陈旧性下壁及右心室心肌梗死伴心肌缺血

男，36 岁，冠心病，心肌梗死后 1 年。PR 间期 0.16 s，QRS 波群时限 0.06 s。Ⅲ、aVF、V$_3$R～V$_5$R 导联出现异常 Q 波，Q 波时限 0.03～0.04 s，Ⅱ导联出现小 q 波。Ⅱ、Ⅲ、aVF、V$_3$R～V$_5$R 导联 T 波倒置 0.1～0.5 mV。

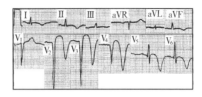

图 5-13    急性前壁心肌梗死向近期过渡

女，65 岁，原发性高血压，冠心病，心肌梗死后 8 天。PR 间期 0.16 s，QRS 波群时限 0.06 s，V$_1$ 导联呈 rS 型，V$_2$～V$_4$ 导联呈 QS 型，ST 段弓背型抬高 0.1～0.3 mV，V$_2$～V$_6$ 导联 T 波倒置 0.7～1.8 mV。

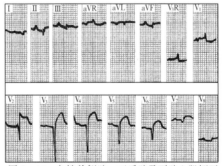

图 5-14    急性前侧壁、正后壁及下壁心肌梗死

男，58岁，吸烟40年，肺气肿10年，有冠心病史。2.5小时前突发心前区绞痛，大汗淋漓，心律不齐，半小时后突然昏倒在地，经当地医院抢救后转送入院。查血压200/100 mmHg，心率98 bpm。临床诊断：冠心病，急性心肌梗死，肺源性心脏病。RP间期0.18 s，QRS波群时限0.06 s。Ⅰ、Ⅱ、Ⅲ、aVL、aVF、$V_2$～$V_8$导联出现异常Q波，伴ST段抬高与直立的T波形成单向曲线。aVR导联呈r型，$V_1$导联呈Rs型，高顺转位，电轴＋270°。可能为右心室肥大所致。$P_Ⅱ$较高尖，为肺性P波。Ⅰ＋Ⅱ＋Ⅲ导联QRS波群电压0.7 mV，为肢体导联QRS波群低电压。

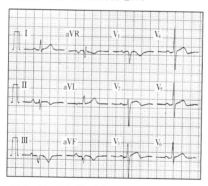

图 5-15  陈旧性下壁心肌梗死伴心肌缺血

男，52岁，冠心病，心肌梗死后8年。有时仍气促、胸闷。PR间期0.17 s，QRS波群时限0.06 s，QRS波群在Ⅲ、aVF导联呈QS型伴切迹，Q波时限0.04 s；在Ⅱ导联呈qrs型。Ⅱ、Ⅲ、aVF导联T波倒置0.1～0.4 mV。

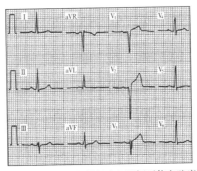

图 5-16　陈旧性前间壁心肌梗死伴室壁瘤

　　女，37 岁，冠心病、糖尿病 5 年，心肌梗死后 2 年。心脏彩色 B 超发现有前间壁心室壁瘤改变。PR 间期 0.13 s，QRS 波群时限 0.07 s，$V_1$～$V_3$ 导联呈 QS 型伴 ST 段抬高 0.1～0.3 mV，T波直立；Ⅰ、aVL、$V_4$～$V_6$ 导联 T 波低平，为心肌缺血所致。

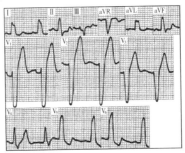

图 5-17　急性前壁心肌梗死伴完全性左束支阻滞

男，71岁，原发性高血压，冠心病，心前区绞痛半天。心界向左下扩大，心肌酶学异常增高。PR 间期 0.15 s，心房率 88 bpm，QRS波群时限 0.12 s。$V_1 \sim V_3$ 导联 R 波递减，ST 段抬高1.1 mV，T 波直立。

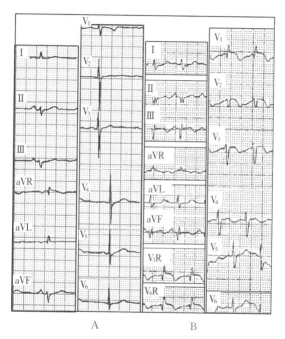

A

B

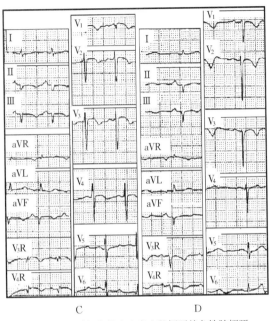

C                  D

图 5-18　酷似急性右心室心肌梗死的急性肺梗死

　　图 A：男，68 岁，抽烟 40 余年，常咳嗽。临床诊断：肺源性心脏病。PR 间期 0.15 s，QRS 波群时限 0.08 s，Ⅰ＋Ⅱ＋Ⅲ电压<1.1 mV，为肢体导联 QRS 波群低电压，电轴－60，为左前分支阻滞，未见其他异常改变。图 B：病史同前，突然出现休克、气促、发绀、胸前痛，血压 70/50 mmHg。

Ⅱ、Ⅲ、aVF、$V_3R$、$V_4R$ 及 $V_1$ 导联均出现病理性 Q 波，ST 段抬高 0.1～0.15 mV，Ⅲ、aVF、$V_3R$、$V_4R$ 导联 T 波倒置，不符合急性心肌梗死的心电图表现，同时还有右心室面电压增高（Ⅰ、aVL、$V_5$、$V_6$ 导联 S 波明显），电轴右偏。图 C：于发病后第 2 天记录。可见 Q 波明显缩小，电轴转为左偏，ST 段抬高幅度亦明显恢复，T 波仍为倒置，右心室面电压仍较高。图 D：于发病后第 6 天记录。异常 Q 波均消失，ST 段恢复到等电位线，右心室面电压明显降低，电轴左偏，改变同图 A 相似。

急性肺梗死与急性右心室心肌梗死的心电图鉴别：①急性肺动脉栓塞可表现为急性右心室扩张，右心室面电压增高，电轴右偏，此为右心室后负荷显著增加所致。多次测心肌酶学值均不增高。②随病情好转，肺动脉栓塞的改变可在短期内恢复，而急性心肌梗死恢复时间较长，异常 Q 波常不消失。本病例发病时即表现为电轴转为左偏，右心室面电压增高，虽有部分 ST 段抬高。但 T 波倒置及 Q 波很快消失，亦不支持急性心肌梗死。于发病后第 6 天多数导联心电图恢复至发病前水平，符合急性肺动脉栓塞的演变过程。

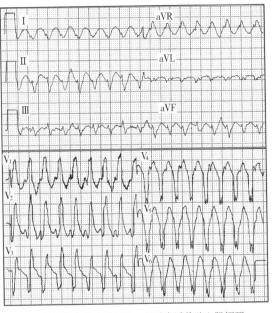

A. 阵发性室性心动过速，显示广泛前壁心肌梗死

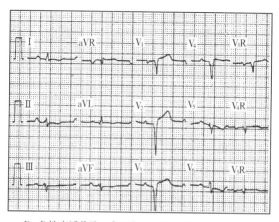

B. 急性广泛前壁、右心室心肌梗死伴左前分支阻滞

图 5 - 19　广泛前壁心肌梗死

　　男，60 岁，冠心病，因胸前区绞痛、大汗淋漓 3 小时入院作心电图。图 A：QRS 波群宽大畸形，时限>0.12 s，RR 间期基本规整，频率 200 bpm，可见房室分离现象。Ⅱ导联呈明显 QRS 波群电交替，$V_3$ 导联呈 QR 型，$V_4$～$V_6$ 导联呈 QS 型，为室性阵发性心动过速。食管心电图显示有房室分离。给予超速抑制复律无效，再用药物治疗也无效，其阵发性室性心动过速持续了 50 小时，血压下降至 0，出现心力衰竭。最后采用电击复律恢复了窦性心律，显示急性广泛前壁加右心室心肌梗死图形。图 B：电复律后 2 天的心电图，PR 间期 0.18 s，QRS 波群时限 0.07 s，心电轴左偏－30°，$V_1$～$V_5$ 及 $V_3$R～$V_5$R 导联呈 QS 型，ST 段弓背型抬高 0.1～0.3 mV，伴直立的 T 波。

## 四、心肌梗死的几个问题

### (一)心肌梗死的特征性改变为病理性 Q 波

现用体表常规心电图 12 导联对于某些部位的心肌梗死可能不一定出现病理性 Q 波。例如:正后壁心肌梗死,仅在 $V_1 \sim V_2$ 导联上出现 R/S>1,ST 段压低,T 波高耸常≥0.40 mV;而对应导联 $V_7 \sim V_9$ 导联,表现与 $V_1$ 导联相反图形,呈现 QR 型。从额面六轴系统看心脏的左心室壁大致位于 $-30° \sim +90°$ 的范围内,因此大多数心肌梗死都能在有关导联出现异常 Q 波。但当心肌梗死发生在初始向量 $0.03 \sim 0.04$ s,向量指向自 $+30° \sim +90°$ 狭窄范围内时,各标准导联上都不出现异常 Q 波,即所谓无 Q 波区。

### (二)无 Q 波型心肌梗死

无 Q 波型心肌梗死又称为心内膜下心肌梗死或非穿透性心肌梗死。个别病例临床症状为典型的心绞痛,心肌酶学检查异常增高;心电图仅表现 ST 段抬高或压低及 T 波倒置,并符合心肌梗死的规律性演变,但不出现异常 Q 波。近几年研究发现,无 Q 波型心肌梗死既可能是非穿透性,亦可能是穿透性。与典型的 Q 波型心肌梗死比较,此种不典型心肌梗死经冠状动脉造影证实,常见于多支冠状动脉病变;有些冠状动脉甚至狭窄 100%已呈完全阻塞,但未见异常 Q 波,可能由于心肌梗死后建立了侧支循环来代偿。此外,发生了几个不同解剖位置的心肌梗死（不同的部位产生不同的电位变化，相互作用发生抵消）或者梗死范围局限及梗死区位于心电图常规 12 导联描记的盲区（如右心室、左心室后壁基底部等），均可产生不典型的心肌梗死图形。所以，Q 波不是心肌梗死的代名词，也不是心肌损伤的同义词。

（三）ST 段抬高与非 ST 段抬高型心肌梗死

临床研究发现，ST 段抬高的心肌梗死可不出现异常 Q 波；而非 ST 段抬高的心肌梗死，个别患者可出现异常 Q 波，心电图是否出现异常 Q 波通常是回顾性诊断。

为更好地改善心肌梗死患者的预后，将心肌梗死分为两大类：ST 段抬高型和非 ST 段抬高型心肌梗死，而且与不稳定型心绞痛统称为急性冠脉综合征。以 ST 段改变代替过去的 Q 波分类，体现了早期治疗的重要性，在未出现异常 Q 波之前提早治疗（如溶栓、抗栓及介入治疗等），可挽救濒临坏死的心肌梗死或减小心肌梗死的范围。因为 ST 段抬高与非抬高的心肌梗死，两者之间治疗对策是不同的，可以根据 ST 段改变选择正确的治疗方案。在诊断 ST 段抬高型与非 ST 段抬高型的心肌梗死时，应该紧密结合临床病史，区别其他原因引起的 ST 段改变。

（四）心肌梗死合并束支阻滞

1. 心肌梗死合并束支阻滞：QRS 波群起始 0.04 s 向量仍和单纯心肌梗死一样发生改变，因此常具备两者心电图的特点，一般不影响两者的诊断。

2. 心肌梗死合并左束支阻滞：诊断较为困难，因二者均可影响 QRS 波群的起始向量，心肌梗死的图形常被掩盖，按原有诊断标准进行诊断较为困难。左束支阻滞时 $V_1 \sim V_3$ 导联可呈 QS 型，根据左束支阻滞的心电图特点可鉴别：①QRS 波群时限≥0.12 s；②Ⅰ、$V_5$ 导联为平顶型的 R 波；③有继发性 ST-T 改变（T 波与 QRS 主波方向相反）。

3. 心肌梗死合并室壁瘤：ST 段持续抬高半年以上。

## 五、心肌梗死的鉴别

（一）A 型预激综合征

电轴左偏，除极向量背离Ⅰ和 aVL 导联的正侧，出现起始向量的负向波，酷似高侧壁心肌梗死；如果预激向量位于额面指向左上，则Ⅰ和 aVL 导联出现起始向量的正向波，可以掩盖高侧壁心肌梗死时出现的异常 Q 波。

（二）B 型预激综合征

预激向量指向后上，$V_1 \sim V_3$ 导联出现起始向量的负向波，可以酷似前间壁心肌梗死；如果预激向量指向右前方，$V_1 \sim V_3$ 导联出现起始向量的正向波，将掩盖前间壁的异常 Q 波。

（三）扩张型心肌病

Ⅱ、Ⅲ、aVF 导联可出现异常 Q 波。部分患者Ⅰ、

aVL 及 $V_3 \sim V_6$ 以左导联出现异常 Q 波或 QS 波，但深而不宽，Q 波时限<0.04 s，T 波常直立。如两者鉴别有困难，可结合临床及心脏 B 超检查加以鉴别。

（四）其他

1. $V_1$、$V_2$ 导联呈 QS 波型，应与左心室肥大、肺源性心脏病等进行鉴别：①如 $V_3$R 及 $V_4$R 导联也出现 QS 波型，则非心肌梗死；如出现 rS 波型，则提示心肌梗死。②$V_1$、$V_2$ 导联呈 QS 波型，左心室肥大也可以引起，但紧接着左胸导联应呈 rS 型；否则，提示心肌梗死。③单纯的左心室肥大，$V_1$、$V_2$ 导联呈 QS 波型，可加做 $V_1$ 导联下一肋：如 $V_1$ 导联下一肋也呈 QS 型，提示心肌梗死；如 $V_1$ 导联下一肋呈 rS 型，则非心肌梗死。

2. Ⅲ导联出现异常 Q 波：下壁心肌梗死时Ⅲ导联有诊断性 Q 波出现，但横位心、肥胖者可出现异常 Q 波，其鉴别如下：①Ⅲ导联呈 QS 型或 Qr 型，伴有 ST-T 改变，符合心肌梗死演变过程，支持心肌梗死。②aVF 导联亦有 Q 波，Ⅱ导联有不定 Q 波，伴有 ST-T 演变，支持心肌梗死。③做深吸气检查，深吸气后再闭气，Ⅲ导联 Q 波加深，支持心肌梗死；Ⅲ导联 Q 波消失或变浅，可考虑为心脏位置改变所致而非心肌梗死。

3. aVL 导联出现异常 Q 波或 QS 波：直位心时 aVL 导联中可出现异常 Q 波或 QS 波，Ⅰ导联可出现不明显的 Q 波而无心肌梗死的临床症状，可能为左前分支阻滞所致。

# 第六章　心律失常概论

## 一、概述

心律又称节律，正常人的心脏激动起源于窦房结并按正常传导系统顺序激动心房和心室，如心脏的某一起搏点连续 3 次以上兴奋即构成心律。当激动起源和频率、传导顺序及相应速度任一环节发生异常称为心律失常（arrhythmia）。

心律失常是临床上最常见的一种现象。它可能是心脏功能改变或心脏器质性病变的表现。过快、过缓的心率均可引起循环功能障碍，因此心律失常是心脏病学中的一个非常重要部分。

心电图对诊断心律失常具有独特之处。如系单一异常，心电图表现较为简单；如有多种心律失常并存，将构成较为复杂的心电图。故心律失常是心电图学中最难的部分，必须弄清楚基本概念才能做出正确诊断。关于心律失常的分类，可以多方面进行分类，兹以起搏（包括速度）及传导异常分为两大类。

（一）激动起源异常

1. 窦性心律失常：包括窦性心动过速、窦性心动过缓、窦性心律不齐及窦性停搏。

2. 异位心律：

（1）被动性异位心律：逸搏与逸搏心律（房性、房室交界性、室性）。

（2）主动性：①早搏（窦性、房性、房室交界性、室性）；②心动过速（房性、房室交界性、室性）；③扑动与颤动（心房、心室）。

（二）激动传导异常

1. 生理性传导阻滞：干扰与脱节。

2. 病理性传导阻滞：①窦房阻滞；②心房内阻滞；③房室阻滞，（一度、二度Ⅰ型和Ⅱ型、三度）；④心室内阻滞（左、右束支阻滞和左束支分支阻滞）；⑤传导激动中的一些现象，超常传导、韦金斯基现象。

3. 兴奋起源点不固定：游走心律、并行心律、反复心律。

4. 传导途径失常：预激综合征。

## 二、心肌电生理特性

心肌细胞都具有兴奋性、自律性、传导性和收缩性，前三者与心律失常有密切关系。

（一）兴奋性

兴奋性（excitability）是心肌细胞对刺激产生反应的能力，又称为应激性。其刺激的作用在于使细胞膜发生通透性改变，而产生动作电位。引起心肌细胞膜的0期除极，使细胞膜达到阈电位而引起扩布性兴奋的最小刺激，称为"阈刺激"。常用阈刺激的大小作为衡量兴奋性的指标。阈刺激越小，表示兴奋性越高；反之，兴奋性越低。心肌细胞兴奋的最大特点是在一次兴奋之后有较长的周期，称为不应期。伴随着周期长短改变，其不应期也会相应变化。以心室肌为例可观察到下列时期（图6-1）。

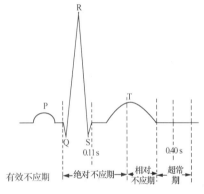

图6-1 绝对不应期、相对不应期和超常期
在心电图中的位置

1. 绝对不应期和有效不应期：从心肌开始除极后一段时期相当于心电图中的 QRS 波群的开始至 T 波的顶峰稍前这一段时间内，用强于阈值 1000 倍刺激也不能起反应；由于快通道失活后尚未恢复，即使有非常

强大的刺激也不能促使膜发生除极或兴奋，称为绝对不应期（absolute refractory period），大约历时200 ms。在其后10 ms的一段时间内，强大的刺激可以产生部分除极或局部兴奋，但不能产生扩布性兴奋，这种局部兴奋又将产生新的不应期，总称为有效不应期（effective refractory period）。心室肌的有效不应期相当于心电图中的 QRS 波群、ST 段及 T 波顶峰前约30 ms 附近。

2. 相对不应期（relative refractory period）：在有效不应期完毕后，相当于动作电位恢复−60 mV左右至复极部分完成（−80 mV）。在这段时期内，较强的刺激才能引起扩布性兴奋，称为相对不应期。心室肌相对不应期相当于心电图上 T 波顶峰至 T 波降支处。

绝对不应期加上相对不应期称为总不应期。在此时期内所产生的兴奋，其除极速度和幅度均较正常为低，传导亦较慢，而且动作电位的时间较短，故不应期时间较短。这些现象均利于形成单向阻滞和兴奋折返发生心律失常而导致颤动，所以又称为易颤期或易损期。心房的易颤期相当于心电图上的 R 波降支和 S 波附近；而心室的易颤期相当于心电图上 T 波顶峰前（约 30 ms 附近）。这是由于兴奋在恢复之初，细胞群之间兴奋性恢复的快慢与先后差别最大，使兴奋性、不应期及传导性处于很不一致的电异步状态。在这种电异步状态下，由于某部分兴奋易通过，其余部分难以通过，因此易发生传导迟缓和单向阻滞而形成兴奋折返。如果许多微折返同时并存，导致心房或心室的兴奋和收缩失去协调一致而形成纤维颤动。如在心房易颤期内发生的房性早搏，将会触发阵发性房性心动过速或心房扑动及心房颤动；而在心室易激期内发生的折返性早搏或外源性电刺激将导致 R-on-T 现象，易触发室性心动过速或心室扑动与颤动。（图 6-2）

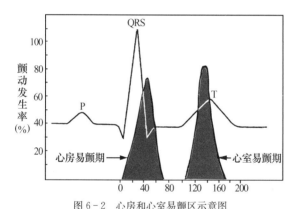

图 6-2　心房和心室易颤区示意图

在心电图上易引起心房或心室颤动的部位（黑区），在此区给予直流电刺激，可引起心房或心室颤动。

3. 超常期（supernormal period）：在复极完毕的一段时期内（-80～-90 mV）膜电位比复极完毕后（-90 mV）较接近阈电位，因此引起兴奋所需的阈刺激小，亦即此时期兴奋性较高，称为超常期。在此期内所产生动作电位的速度较慢，幅度即较小；此后的心肌细胞兴奋性恢复到正常。而心室兴奋的超常期相当于心电图上 T-U 连接处。

（二）自律性

心肌细胞具有自动节律性，是指心脏在不受外界刺激下具有自动地、节律地发生兴奋、发放冲动的特点。这种生理特性称为自动节律性，简称自律性（autorhythmicity）。但不是所有的心肌细胞都具有自律性：具有自律性的心肌细胞，称为起搏细胞；不具有自律性的心肌细胞，称为非起搏细胞。

心脏的窦房结、结间束、房室交接区（结区除外）、希氏束、束支和浦肯野纤维均有自律性的起搏细胞。起搏点之所以具有自律性，是由于静息状态下起搏细胞的一个自动的、缓慢的 4 位相除极所致。但在正常情况下，自律性最高的为窦房结，每分钟发出 60～100 次冲动，成为心脏的正常起搏点；房室交接区次之，每分钟发出 40～60 次冲动；心室纤维最低，希氏束以下每分钟发出 25～40 次冲动。在正常情况下，窦房结起搏点频率最高，所以窦房结成为心脏的主导心律，称为窦性心律。当窦房结以外的异位兴奋性增高时，形成主动性异位节律，取而代之为主导节律，出现早搏或异位心动过速；如窦房结的自律性因某种原因受到抑制时，则产生房室交界性起搏，取代高位起搏点而发生冲动，形成被动性心律（逸搏或逸搏心律）。

（三）传导性

传导性（conductivity）是兴奋在细胞膜上能自动地向周围扩布的特性，以单位时间内传导的速度为指标。一处心肌细胞发生了兴奋能沿着细胞膜向外扩布，并能由一条肌纤维扩布到其他相邻的肌纤维。兴奋的扩布是由兴奋部的膜和邻近安静部位膜之间发生电位差产生局部电流，从而刺激安静部位的膜而产生兴奋。由此造成连锁反应，继续扩布，使得兴奋得以传导。

心肌各部传导速度都不相同，浦肯野纤维及束支传导速度最快（4000 mm/min），而房室结传导速度最慢（200 mm/min）。房室结的传导速度慢，使房室结区保持一定的传导速度具有重要意义。一方面使心室收缩后于心房，使心室有充分的血液充盈时间以保证心室的排血量；另一方面可阻止极度快速的心房激动（如心房颤动）下传到心室。决定传导性的因素如下。

1. 心肌的传导和兴奋与 0 位相除极速度：兴奋部位 0 位相期除极是作为引起邻近的安静部位的膜除极进而形成扩布性兴奋的刺激。0 位相期除极的速度愈快，幅度愈大，则促使邻近安静部分达到阈电位所需的时间越短，兴奋的传导越快；反之，兴奋的传导越慢，产生传导阻滞。

2. 膜电位水平：膜电位增大是促使钠内流的动力之一。钠内流和除极的速度增快，兴奋的传导加速；

反之，则传导性降低，发生传导阻滞。

3. 阈电位水平：阈电位水平升高（负值越小），则达到兴奋的差距加大，传导性能降低；反之，则传导性增高。

传导系统的病变或异常有如下表现：①完全不传导（完全性传导阻滞）；②隐匿性传导；③单向阻滞；④传导减慢（传导延迟）以及折返激动等。以上表现均与心律失常有密切关系。

# 第七章 窦性心律与窦性心律失常

窦房结是心脏的正常起搏点。凡兴奋起源于窦房结的心律，称为窦性心律（sinus rhythm）。

## 一、正常窦性心律

1. P波在I、II及 $V_4 \sim V_6$ 导联直立，aVR 导联倒置。
2. PR 间期 0.12~0.20 s。
3. 频率 60~100 bpm（图 7-1）。

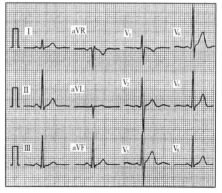

图 7-1 正常心电图

4. P 波规则出现，各 PP 间期相差值＜0.12 s。

## 二、窦性心动过速

窦性心动过速（sinus tachycardia）是常见的一种心律失常。其频率为：1 岁以内＞140 bpm；1～6 岁＞120 bpm；10 岁以上与成人大致相同，＞100 bpm，＜150 bpm。据有关报道，只要窦性 P 波清楚，成人可达 180 bpm，婴儿可达 230 bpm。由于窦性心律较快，常有 PR 间期、QRS 波群时限及 QT 间期相应缩短，心室率＞130 bpm，有时还出现 ST-T 改变而易被误认为心肌病变，最好待心率减慢 1 周后复查心电图。

（一）心电图特点

1. 窦性 P 波。

2. PR 间期 0.12～0.20 s。

3. 心房率多为 100～150 bpm。（图 7 - 2～图 7 - 6）

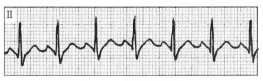

图 7 - 2　窦性心动过速

男，25 岁，急腹症。RR 间期规整，QRS 波群时限0.08 s，PR 间期0.13 s，心房率 125 bpm。

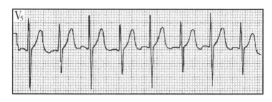

图 7 - 3　窦性心动过速伴 QRS-T 2∶1 电位交替

女，28 岁，心肌炎。RR 间期规整，PR 间期 0.12 s，心房率 127 bpm。QRS 波群时限 0.06 s，QRS 波群电压出现 2∶1 电位交替。

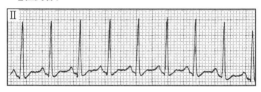

图 7 - 4　窦性心动过速

女，34 岁，患感冒后出现心悸。RR 间期规整，心房率 150 bpm，PR 间期 0.12 s，QRS 波群时限 0.06 s，T 波低平。

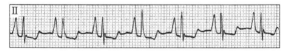

图 7 - 5　窦性心动过速，肺性 P 波

男，67 岁，肺源性心脏病。P 波高 0.5 mV，RR 间期规整，PR 间期 0.14 s，心房率 107 bpm。QRS 波群时限 0.07 s，

T波倒置。

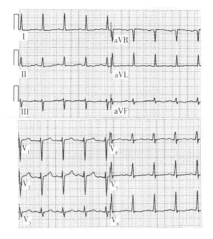

图 7-6 窦性心动过速，ST-T 改变示心肌病变

男，30 岁，感冒后出现心悸、气促、胸前区不适。临床诊断：心肌炎。RR 间期规律，心房率 101 bpm，PR 间期 0.18 s，QRS 波群时限 0.06 s，T 波在 I、aVL、V4、V5、V6 导联低平。

（二）心电图鉴别

1. 阵发性室上性心动过速：①一般心房率较快，多在 160～250 bpm；②P 波常与窦性心动过速不同，如 P 波在 aVR 导联直立，则非窦性 P 波；③常有室上性早搏；④常有突起骤停现象；⑤窦性心动过速时，由于 T-P 融合（P 波融合在 T 波内）不易看出有无窦性 P 波，易误认为室上性心动过速。

2. 2∶1 心房扑动：此时心室频率常为 150 bpm 左右，而且较规整。若在心电图上发现相邻的 2 个 QRS 波群中的波既不像 T 波又不像 P 波，就可能是 2∶1 心房扑动。常把前一个 F 波误认为 T 波，把后一个 F 波误认为 P 波，因此易误认为窦性心动过速或交界性区心动过速，但仔细观察是能够辨认的。

窦性心动过速也可以目测。如 PP 间期＜0.60 s，心房率＞100 bpm，具有窦性心律特点，即可诊断为窦性心动过速。

（三）临床意义

窦性心动过速常见于正常人，在剧烈运动、兴奋及烟酒过量时均可出现一过性心动过速。其他原因也可出现窦性心动过速，常见于发热、甲状腺功能亢进、感染、贫血、疼痛、心力衰竭、休克、心肌炎、缩窄性心包炎、肺源性心脏病、妊娠、更年期综合征、心血管神经症，以及应用阿托品、肾上腺素等药物后。其产生原因主要由于交感神经兴奋性增高或迷走神经张力降低所致。

## 三、窦性心动过缓

窦性频率＜60 bpm，称为窦性心动过缓（sinus bradycardia）。

（一）心电图特点

1. 具有窦性心律的特点。

2. 心房率＜60 bpm，1 岁以内＜100 bpm；1～6 岁＜80 bpm；10 岁以上及成人＜60 bpm。（图 7-7～图 7-9）

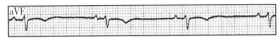

图 7-7　窦性心动过缓

女，18 岁，运动员。RR 间期规整，QRS 波群时限 0.08 s。PR 间期 0.16 s，心房率 48 bpm。

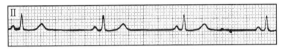

图 7-8　窦性心动过缓

女，47 岁，甲状腺功能减退。RR 间期基本规整，QRS 波群时限 0.06 s。PR 间期 0.16 s，心房率 50 bpm。

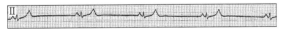

图 7-9　窦性心动过缓

男，56 岁，原发性高血压。RR 间期规整，QRS 波群时限 0.07 s。PR 间期 0.12 s，心房率 41 bpm。

（二）心电图鉴别

1. 房性早搏未下传呈二联律：有时房性早搏未下传的 P′波与 T 波相重叠而不易辨别，易误认为窦性心动过缓。

2. 二度Ⅱ型窦房阻滞（2：1）：窦性心动过缓一般不低于 45 bpm。如＜40 bpm，应与二度Ⅱ型窦房阻滞（2：1）相鉴别。注射阿托品或运动后，如心房率成倍增加，应考虑窦房阻滞（2：1）所致；窦性心动过缓，则是逐渐增加。

3. 二度Ⅱ型房室阻滞：二度房室阻滞受阻的 P 波落在前一个心动周期的 T 波中时，易误认为双峰型 T 波而诊断为窦性心动过缓。所以必须观察 T 波有无变化，可用特殊导联加大电压显示 P 波，以资鉴别。

（三）临床意义

窦性心动过缓是由于迷走神经张力增高所致，常见于运动员、老年人、低温、梗阻性黄疸、按压颈动脉窦、颅内压增高、洋地黄过量、垂体或甲状腺功能减退、应用 β 受体阻滞剂、冠心病，尤其是急性下壁心肌梗死，由于窦房结供血减少、刺激迷走神经所致。

## 四、窦性心律不齐

当窦房结不匀齐地发放兴奋而使心室节律不规则，称为窦性心律不齐（sinus arrhythmia）。

（一）分类

窦性心律不齐分为呼吸性、非呼吸性和室相性窦性心律不齐 3 种。

1. 呼吸性窦性心律不齐：吸气时快，呼气时慢，可能为迷走神经张力改变所致。所以呼吸性窦性心律不齐常呈周期性。

2. 非呼吸性窦性心律不齐：与呼吸无关，无周期性，心率时慢时快。常见于洋地黄中毒、严重心肌缺血，其发生机制尚不清楚。

3. 心室相性窦性心律不齐：凡夹有 QRS 波群的 PP 间期比未夹 QRS 波群的 PP 间期为短（有人认为这种正性变时性作用，属于钩拢现象）。常见于二度Ⅱ型及三度房室阻滞，也可见于室性早搏，有以下 4 种原因：①窦房结动脉从窦房结中穿过，所以心室收缩时提高了窦房结的兴奋性而引起窦性心律加快，扩张时引起窦性心律减慢；②心室收缩使窦房结供血改善，使兴奋加快释放；③心室收缩时牵拉了心房，刺激了窦房结，使窦房结兴奋加快释放；④心室收缩时可引起主动脉弓反射，反射性地提高窦房结的自律性，使兴奋加快释放。

（二）心电图特点

窦性心律不齐在同一导联最长的 PP 间期与最短的 PP 间期相差>0.16 s 或 0.12 s（图7-10～图7-12）。

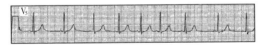

图 7-10  窦性心律不齐

女，14 岁，心律不齐查因。心室律不规整（PP 间期

$0.60 \sim 0.96$ s），QRS 波群时限 0.04 s。窦性心律不齐应与窦房阻滞相鉴别。本图无规律性不齐，可排除窦房阻滞。

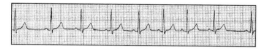

图 7 - 11　窦性心律不齐

女，21 岁，心律不齐查因。PP 间期不规整（$0.64 \sim$ 0.96 s），PR 间期 0.15 s，QRS 波群时限 0.05 s。

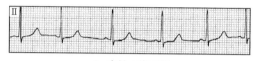

A. 窦性心律不齐

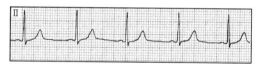

B. 屏气后窦性心律不齐消失

图 7 - 12　呼吸性窦性心律不齐

男，19 岁，心律不齐查因。图 A：RR 间期不规整，QRS 波群时限 0.08 s，PP 间期 $0.68 \sim 0.90$ s。图 B：屏气后窦性心律不齐消失。

（三）心电图鉴别

1. 窦性早搏：窦性早搏的 P 波提前出现，有固定的偶联间歇及代偿间歇，与呼吸无关。而窦性心律不齐无固定的代偿间歇，PP 间期与呼吸有关。

2. 二度Ⅰ型窦房阻滞：二度Ⅰ型窦房阻滞的 PP 间期逐次缩短至脱落并有规律性地出现，而窦性心律不齐无此规律。

3. 二度Ⅱ型窦房阻滞：窦性心律不齐的 PP 间期最大值尚无统一指标，但小于同导联最短 PP 间期的 2 倍；如≥2 倍，应考虑为二度Ⅱ型窦房阻滞或窦性停搏。

### 五、窦性停搏

窦房结在一个较长的时间内不能产生激动，称为窦性停搏（sinus arrest），又称窦性静止（sinus stand-still）。

（一）心电图特点

1. 在心电图上一段比较长的时间内无 P 波、QRS 波群、T 波。

2. 长的 PP 间期大于短的 PP 间期 2 倍以上，但不成倍数关系。（图 7-13）

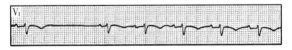

图 7-13 窦性停搏

女，68 岁，冠心病。P$_1$P$_2$ 间期 1.60 s，QRS 波群时限 0.08 s。P$_1$ 为窦性 P 波，PR 间期 0.20 s，P$_2$ 的 PR 间期 0.16 s，P$_3$ 以后均为 0.20 s，PP 间期 0.76 s，心率增快后 PR 间期又开始延长，3 位相传导障碍可能性较大。长的 PP 间期

与短的 PP 间期不完全成倍数，但大于 2 倍 PP 间期，为窦性停搏所致。因窦性节律较规整，所以可以排除二度窦房阻滞。

（二）心电图鉴别

1. 未下传的房性早搏：在长的 PP 间期的 T 波中，埋藏过早的 P′ 波使 T 波变形，但长的 PP 间期小于 2 倍正常窦性心律的 PP 间期。

2. 窦房阻滞：二度 II 型窦房阻滞的 PP 间期是基本窦性心律的 PP 间期的倍数，而窦性停搏无倍数关系。

3. 二度房室阻滞：二度 II 型房室阻滞间歇性发生时 P 波细小，易与窦性停搏混淆，应注意区别。

（三）临床意义

窦性停搏常见于迷走神经张力增高及窦房结起搏功能降低，即见于阵发性心动过速后、麻醉中、洋地黄及奎尼丁过量、冠心病、急性心肌炎、病毒性心肌炎、病态窦房结综合征及高钾血症患者。如停搏时间长而出现阿-斯综合征，须安装人工起搏器。

# 第八章 早 搏

## 一、概述

窦房结以外的异位兴奋点提前发出激动而引起心脏搏动，称为早搏，又称期前收缩、期外收缩，是临床上最常见的一种自动异位心律失常。心电图对早搏检获率最高，正常人或心脏正常者早搏并不少见。

### （一）病因

1. 早搏可能为神经反射引起，特别是通过胃肠道的感受器所激发的神经反射较常见，如过度疲劳、精神刺激、情绪波动、过度烟酒、饮茶、吃槟榔、饱餐后均能引起早搏。患者在早搏发生时常有心脏停搏感，如早搏过于频发，往往出现心悸、头晕、眩晕甚至胸前区疼痛等自觉症状。

2. 在运动或心率增快时发生的早搏，考虑心脏疾病的可能性大；而休息时出现的早搏，则多为功能性。

3. 其他疾病也可出现早搏，如原发性高血压、冠心病、甲状腺功能亢进性心脏病（简称甲亢性心脏病）、心瓣膜疾病、先天性心脏病、风湿热、心肌炎、心肌病、肺源性心脏病以及心功能不全等。而急性心肌梗死出现的频发室性早搏，常是阵发性室性心动过速、心室颤动的预兆；而并行心律时出现的早搏，则预后较好。

4. 早搏可见于药物作用及中毒（如洋地黄），还有电解质紊乱（以低血钾常见）。外科手术、麻醉、心导管检查及各种插管均可导致早搏。

（二）产生机制

早搏产生的机制为：①触发异位节律点的自律性增高；②折返激动；③并行心律。按早搏的异位搏动起源部位不同，分为窦性早搏、房性早搏、交界性早搏和室性早搏，其中以室性早搏为常见，房性次之，交界性少见。

（三）有关早搏心电图律特点的几个问题

1. 偶联间期（coupling interval）：又称为联律间期、配对间期，是指异位搏动与其前窦性搏动之间的间距。影响偶联间期的原因是由于折返途径和激动传导速度。室性早搏的偶联间期是从室性异位搏动的QRS波群起点测至其前的窦性 QRS 波群起点（图 8-1）；而房性早搏是从房性异位搏动 P 波的起点测至其前的窦性 P 波起点（图 8-2）。如各 RR′或 PP′之间的间距相差＜0.08 s，称为偶联间期相等；如＞0.08 s，称为偶联间期不等。

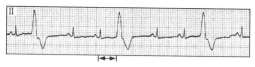

图 8-1　室性早搏的偶联间期

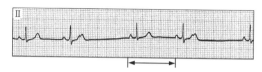

图 8-2　房性早搏的偶联间期

2. 代偿间歇（compensatory pause）：是指提前出现的异位搏动代替了一个正常窦性搏动，其后出现一个较正常心动周期为长的间歇。

（1）代偿间歇完全（图 8-3）：如室性早搏前后的 2 个窦性 P 波的时距等于 2 个正常 PP 间期的 2 倍。这是因为室性早搏的激动常不能逆传到心房，当窦房结未受到干扰时，窦性周期按时发出激动，则代偿间歇完全。

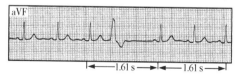

图 8-3　室性早搏代偿间歇完全

（2）代偿间歇不完全（图 8-4）：即包含早搏的

PP间期短于 2 个正常的 PP 间期的 2 倍。这是由于早搏的激动传入窦房结，暂时打乱了窦房结的起搏频率，使下一次窦性激动提前出现所致。

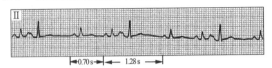

图 8-4  房性早搏代偿间歇不完全

3. 间位性（间插性）早搏：如早搏夹在 2 个相邻的窦性搏动之间，无代偿间歇，称为间位性早搏（图 8-5）。即正常心动周期之间真正地增加了 1 次心搏，是名副其实的早搏，常见于窦性心动过缓。

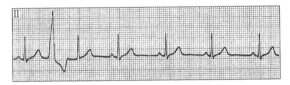

图 8-5  间位性室性早搏

男，20 岁，体格检查。PR 间期 0.18 s，心房率 65 bpm，QRS 波群时限 0.08 s。$R_2$ 提早出现，QRS 波群宽大畸形，时限 0.12 s，无代偿。无代偿的原因为此早搏后第 1 个窦性 P 波藏于 $R_2$ 继发性改变的 T 波内，此时因房室交界区已处于室性早搏隐匿性逆向传导所造成的相对不应期内，窦性 P 波能下传。但延缓，PR 间期增至 0.24 s。这样便使得夹有室性早搏的 2 次窦性激动间的距离（$R_1R_3$）较实际的窦性周期（$R_4R_5$）

延长了0.12 s（0.24～0.12 s，恰为正常窦性 PR 间期），相应地亦使得其后第 1 个 RR 间期（$R_3R_4$）较正常窦性周期呈现表面上的缩短，缩短的距离便为0.12 s。

4. 单源性早搏和多形性早搏：在同导联中来自于同一异位兴奋点的早搏，如偶联间期相同、形态一致，称为单源性早搏（图 8-6、图 8-7）；如偶联间期相同而其形态不同，称为多形性早搏（图 8-8）。

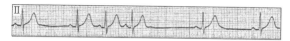

图 8-6　窦性心动过缓，单源性房性早搏成对出现

女，55 岁，冠心病，心律不齐。PR 间期0.17 s，心房率 43 bpm，QRS 波群时限 0.08 s，$P_3$、$P_4$ 提前出现，P'R 间期 0.20 s，P'波形态与窦性稍有不同。

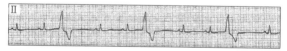

图 8-7　单源性室性早搏三联律

女，48 岁，心肌炎。PR 间期 0.12 s，心房率 75 bpm，QRS 波群时限 0.06 s。$R_3$、$R_6$、$R_9$ 提前出现，QRS 波群宽大畸形，时限0.12 s，偶联间期0.44 s，代偿间歇完全。各早搏均见于 2 次窦性 QRS 波群后。

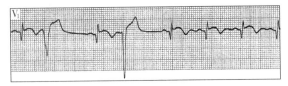

图 8-8　急性心肌梗死，频发多形性室性早搏

男，56 岁，冠心病，心前区痛 2 天后。PR 间期 0.15 s，心房率 83 bpm，QRS 波群时限 0.08 s。$R_1$、$R_3$、$R_5 \sim R_8$ 呈 QR 型，ST 段弓背型抬高，T 波倒置，为急性心肌梗死的心电图表现。$R_2$、$R_4$ 提前出现，QRS 波群宽大畸形，时限 0.12 s，但形态不同，偶联间期基本相同，为多形性室性早搏。

5. 多源性（双源性）早搏：如果在同导联中早搏的偶联间期及形态互不相同，称为多源性早搏（图 8-9、图 8-10）。

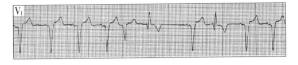

图 8-9　完全性左束支阻滞，多源性室性早搏成对出现

男，76 岁，原发性高血压，冠心病。RP 间期 0.15 s，心房率 71 bpm，$V_1$ 导联呈 QS 型，QRS 波群时限 0.12 s，为左束支阻滞所致。$R_5$、$R_6$、$R_8$ 提前出现，QRS 波群形态呈左、右束支阻滞型，时限 0.12 s，PP 间期按时出现，偶联间期相

差 0.16 s，代偿间歇完全。

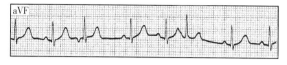

图 8-10    多源性房性早搏

　　女，60 岁，冠心病，心悸。PR 间期 0.16 s，QRS 波群时限 0.08 s，心房率 94 bpm。P₂ 为逆行 P' 波，提前出现，P'R 间期 0.12 s，偶联间期 0.60 s，P₅ 提前出现，为直立 P' 波，P'R 间期 0.12 s，偶联间期 0.40 s，P' 波藏在 T 波内，代偿间歇不完全。

　　**6. 偶发和多发（频发）**：6 bpm 或 30 次/h 以下者，为偶发；6 bpm 或 30 次/h 以上者，为多发，并可呈二、三联律等。一个窦性心搏与一个早搏交替出现后，连续 3 组或 3 组以上者称为二联律（图 8-11～图 8-17）。三联律有 2 种形式：①每 2 个正常窦性心搏后出现 1 次室性早搏；②1 个正常窦性心搏后出现 2 个室性早搏。连续 3 组或 3 组以上者称为三联律（图 8-18、图 8-19），后者称为真三联律（图 8-20）。1 个正常窦性搏动后连续出现 2 个早搏，称为成对（图 8-21、图 8-22）。

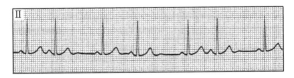

图 8-11 房性早搏二联律

女，30 岁，风湿性心脏病。PR 间期 0.13 s，QRS 波群时限 0.07 s，心房率 80 bpm。P₂、P₄、P₆ 提前出现，PR 间期 0.15 s，P'波形态较窦性者稍高，QRS 波群形态和时限与窦性相同。

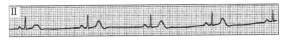

图 8-12 房性早搏未下传二联律，酷似于窦性心动过缓

女，61 岁，冠心病。PR 间期 0.17 s，QRS 波群时限 0.06 s，心房率＞96 bpm。T₁～T₄ 内均藏有一个提前出现的未下传的 P'波，使 T 波形态有变异，其后无紧跟的 QRS 波群。

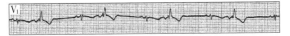

图 8-13 房性早搏伴室内差异性传导呈二联律

男，26 岁，房间隔缺损。PR 间期 0.12 s，心房率 75 bpm，QRS 波群时限 0.07 s。P₂、P₄、P₆、P₈ 提前出现为逆行 P'波，P'R 间期 0.12 s，为房性早搏。第 2、第 4、第 6、第 8 个 QRS 波群呈右束支阻滞型，是室内差异性传导所致。

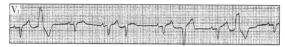

图 8 - 14 房性早搏二联律伴左、右束支阻滞型的
室内差异性传导,酷似双源性室性早搏

女,23岁,风湿性心脏病。PR间期0.16 s,心房率 68 bpm。
$R_2$、$R_5$、$R_7$、$R_9$提前出现,QRS波群畸形,呈正常和左、右
束支阻滞型,时限 0.08~0.12 s;但其前有提前出现的 P′波,
P′波落在 T 波的顶峰上,较尖,P′R 间期 0.24~0.32 s,QRS
形态不一致,易误诊为双源性室性早搏。

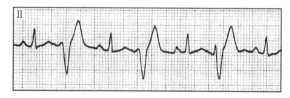

图 8 - 15 窦性心动过速,特早型室性早搏二联律

女,46岁,风湿热。$R_2$、$R_4$、$R_6$提前出现,QRS波群
宽大畸形,时限0.12 s,偶联期间 0.36~0.40 s,凡室性早搏
的偶联期间<0.43 s 为特早型。PR 间期 0.16 s,QRS 波群时
限 0.08 s,心房率 115 bpm。室性早搏二联律时心房率计算方
法为:2 个正常 PP 间期除以 2 再查心率推算表。

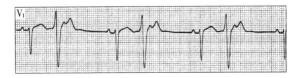

图 8-16 室性早搏二联律伴房室交界区隐匿性传导

女，原发性高血压，糖尿病。PR 间期 0.15 s，心房率 75 bpm，QRS 波群时限 0.08 s。$R_2$、$R_4$、$R_6$ 提前出现，QRS 波群宽大畸形，时限 0.15 s，偶联间期 0.46 s，代偿间歇完全。由于室性早搏隐匿性逆向传至交界区，与窦性激动发生干扰，所以按时出现的窦性 P 波（位于室性早搏的 ST 段上）未能下传，由此产生一个完整的代偿间歇。

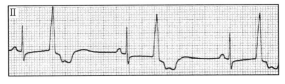

图 8-17 室性早搏伴逆行 P′ 波二联律

女，50 岁，红斑狼疮性心肌病。PR 间期 0.16 s，QRS 波群时限 0.07 s，心房率 75 bpm。$R_2$、$R_4$、$R_6$ 提前出现，QRS 波群宽大畸形，时限 0.10 s，为室间隔附近的室性早搏，但逆行 P′ 波落在继发性的 T 波之前，RP′ 间期 0.20 s，偶联间期 0.44 s。ST 段水平型压低 0.1 mV，T 波平坦。

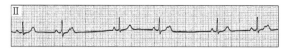

图 8-18  窦性心动过缓,房性早搏未下传,呈三联律

男,46 岁,心动过缓查因。$R_1R_2$、$R_3R_4$、$R_5R_6$ 为窦性心搏,PR 间期 0.16 s,频率 57 bpm,QRS 波群时限 0.05 s。$T_2$、$T_4$、$T_6$ 内藏有一个 $P'$ 波,使 T 波变双峰型。而窦性的 $P_3P_4$ 间期、$P_4P_5$ 间期与 $P_1P_2$ 间期相等,形态却有差异,考虑为房内差异性传导所致。

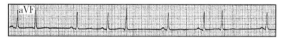

图 8-19  交界性早搏三联律

男,40 岁,心肌病。PR 间期 0.16 s,心房率 75 bpm,QRS 波群时限 0.06 s。$R_2$、$R_5$、$R_8$ 提前出现,其前后无 P 波,代偿间歇完全。

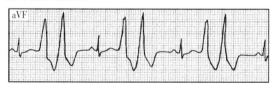

图 8-20  特早型成对的室性早搏真三联律

女,18 岁,心肌炎。PR 间期 0.13 s,QRS 波群时限 0.08 s。$R_2$、$R_3$、$R_5$、$R_6$、$R_8$、$R_9$ 提前出现,QRS 波群宽大畸形,时限 0.12 s,偶联间期 <0.40 s。2 个异常的 QRS 波群夹 1 个正常的窦性 QRS 波群连续 3 组以上,称为真三联律。

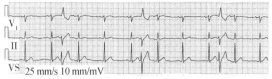

图 8-21　间位性室性早搏四联律

男，65 岁，健康体检。PR 间期 0.16 s，心房率 60 bpm，QRS 波群时限 0.07 s。$R_3$、$R_7$、$R_{11}$ 提前出现，QRS 波群宽大畸形，时限 0.13 s，无代偿间歇，为间位性室性早搏。

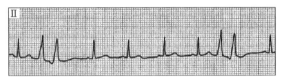

图 8-22　成对的室性早搏呈 R-on-T 现象

女，57 岁，冠心病，心力衰竭。PR 间期 0.12 s，心房率 76 bpm，QRS 波群时限 0.07 s。$R_2$、$R_3$ 及 $R_8$、$R_9$ 提前出现，QRS 波群宽大畸形，时限 0.12 s。$R_3$、$R_9$ 偶联间期 0.32 s，R 波落在前一早搏的 T 波顶峰上，形成 R-on-T 现象。

## 二、房性早搏

来自心房的异位兴奋灶提前激动心房形成房性早搏（atrial premature beat）。

（一）心电图特点

1. 房性早搏的主要特点：$P'$ 波提前出现，$P'R$ 间期≥0.12 s；异位 P′波形态与窦性 P 波的常不同，这取决于异位兴奋点的不同部位。如异位兴奋点在心房下部，则呈逆行 P′波，P′R 间期＞0.12 s；异位兴奋点在窦房结附近，则 P′波与窦性者相似。房性早搏的 P′R 间期也可延长，如异位 P′波后无 QRS-T 波，则称为未下传房性早搏。

2. 代偿间歇常不完全：即偶联间期与代偿间歇之和小于 2 个基本心动周期。

3. QRS 波群正常，但也可伴不同程度的室内差异性传导，多呈右束支阻滞图形。（图 8-23～图 8-25）

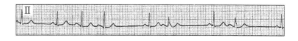

图 8-23　多发性房性早搏，有时成对伴室内差异性传导

女，27 岁，风湿性心脏病。窦性 P 波时限正常，心房率 64 bpm，QRS 波群时限 0.07 s。$P_3$、$P_4$、$P_6$、$P_8$ 提前出现，时限明显增宽，其形态亦与正常窦性者不同，代偿间歇不完全，$R_6$、$R_8$ 较其他心搏变形，为室内差异性传导。ST 段水平型压低 0.05 mV。

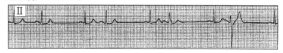

图 8-24　并行性房性早搏二联律，递减型偶联间期及递增型室内差异性传导形成的心律，交替性类似手风琴现象

男，48 岁，冠心病。PR 间期 0.16 s，心房率 64 bpm，QRS 波群时限 0.07 s。R₁R₂、R₃R₄、R₅R₆、R₇R₈ 间期分别为 0.76 s、0.56 s、0.52 s、0.44 s，呈递减趋势。R₂、R₄、R₆、R₈ 形态和时限的逐渐变化，则是由于其偶联间期递减（即 PP′ 间期递减），提前出现的 P′ 波愈来愈提前，落在心室相对不应期内，导致室内差异性传导越来越显著。P′P 间期（逆配对）和 P′R 间期恒定是确诊的前提和必要条件。

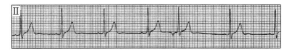

图 8-25 窦性心动过缓，房性早搏导致窦性心律不齐

男，46 岁，脑瘤手术前。P₁～P₄、P₆～P₇ 为窦性 P 波，PR 间期 0.16 s，心房率 58 bpm，QRS 波群时限 0.08 s。P₅ 提前出现，为逆行 P′ 波，P′R 间期 0.16 s，提示异位起搏点位于心房下部；早搏后 PP 间期 1.16 s，长于 P₁P₂ 间期，说明房性异位激动侵入窦房结并重整其节律。

（二）心电图鉴别

1. 室性早搏：①房性早搏的 P′ 波提前出现，而室性早搏是 QRS 波群提前出现；②房性早搏伴室内差异性传导在 V₁ 导联常呈 rsR′ 型，而室性早搏在 V₁ 常呈 QR、qR 或 RS 型；③房性早搏的代偿间歇多不完全，而室性早搏的代偿间歇常完全。

2. 窦性心动过缓：参见第七章"窦性心动过缓"。

3. 2∶1 窦房阻滞：受阻型房性早搏的 T 波内可见

P′波，代偿间歇不完全；而2∶1窦房阻滞无P′波，长的 PP 间期与基本心律的 PP 间期有倍数关系。

4. 2∶1房室阻滞：房性早搏下传受阻型的 P′波常提前出现，P′波的形态与窦性 P 波不同；而2∶1房室阻滞的 PP 间期常按时出现，P 波形态不变。

5. 交界性早搏：心房下部的房性早搏伴逆行P′波，P′R 间期>0.12 s；而交界性早搏 P′R 间期<0.12 s。

## 三、交界性早搏

来自房室交接区的早搏称为交界性早搏（prermature junctional complex），这种心律失常较少见。

（一）心电图特点

1. QRS 波群：可提前出现，但与正常的窦性 QRS 波群基本相同。若伴室内时相性差异性传导时，畸形的 QRS 波群时限<0.12 s，也可伴非室相性差异性传导（QRS 波群时限不增宽，而形态发生改变）。

2. 逆行 P′波：可落在提前出现的 QRS 波群之前（心房先除极，心室后除极），Ⅱ、Ⅲ、aVF 导联 P′波倒置，aVR 直立，P′R 间期<0.12 s；可落在 QRS 波群之中（心房与心室同时除极），看不见 P′波；可落在 QRS 波群之后（心室先除极，心房后除极），一般 RP′间期<0.20 s。

3. 代偿间歇常完全：多数情况下，交接区存在单向阻滞，早搏的搏动不能逆传到心房，未打乱窦性心

律频率，故代偿间歇完全。（图 8-26～图 8-28）

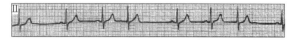

图 8-26　交界性早搏偶联间期递增型

男，45岁，原发性高血压。PR 间期 0.16 s，心房率 64 bpm，QRS 波群时限 0.07 s。R4、R7 提前出现，联律间期分别为 0.68 s、0.72 s，有递增现象，其前后无相关 P 波，代偿间歇完全，提前的 QRS 波群时限与窦性相同。

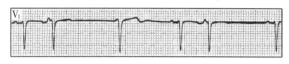

图 8-27　交界性早搏，交界性逸搏

男，48岁，肺癌术中。PR 间期 0.16 s，心房率 75 bpm，QRS 波群时限 0.05 s。V1 导联 R2、R5 提前出现，其前有相关 P'波，P'R 间期 0.08 s；R3 推后出现，之前有直立的 P'波，P'R 间期 0.04 s，无传导关系，为交界性逸搏。

（二）心电图鉴别

1. 心房下部的房性早搏：详见本章"房性早搏"。

2. 室性早搏：详见本章"室性早搏"。

**四、室性早搏**

来自于心室的早搏称为室性早搏（premature ven-tricular complex），是一种最常见的室性心律失常，包括偶发性、多发性、多形性、多源性、间位性等。

（一）心电图特点

1. QRS波群提前出现，其前无提前出现的 P′ 波。

2. 提前出现的 QRS 波群宽大畸形，时限≥0.12 s。

3. 代偿间歇多完全。

4. T波呈继发性改变（与 QRS 波群主波方向相反）。（图 8－28～图 8－31）

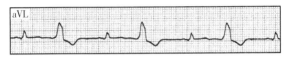

图 8－28　室性早搏二联律

女，18 岁，心肌炎。PR 间期 0.15 s，心房率 80 bpm，QRS 波群时限 0.08 s。$R_2$、$R_4$、$R_6$ 提前出现，QRS 波群宽大畸形，时限>0.12 s。偶联间期0.61 s。

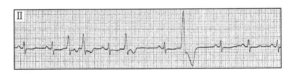

图 8－29　多源或多形室性早搏伴室内差异性传导

女，26 岁，心肌炎。PR 间期 0.15 s，心房率 83 bpm，QRS 波群时限 0.08 s。$R_3$、$R_4$ 成对提前出现，QRS 波群宽大畸形，但形态基本一致，时限0.12 s。继发性 T 波改变不明显（由于倒置的 T 波内藏有一个直立的窦性 P 波），$R_6$、$R_8$ 亦为提前出现的宽大畸形的 QRS 波群，且联律间期基本相等，两者形态各异。这是因为 $R_6$ 之前的 $R_4R_5$ 间期为 0.68 s，而 $R_8$ 之前的 $R_6R_7$ 间期为 1.08 s，长周期后有较长的相对不应期，故 $R_8$ 的形态差异可判为室性早搏伴室内差异性传导。

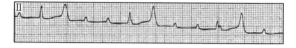

图 8-30　窦性心动过速，三度房室阻滞，缓慢型交界性
　　　　　逸搏心律，巨大高耸 T 波（酷似室性早搏）

女，36 岁，病毒性心肌炎，心力衰竭。P 波与 QRS 波群无关，且 P 波多于 QRS 波群，心房率 115 bpm，心室率 30 bpm。RR 间期规整，QRS 波群时限 0.09 s，T 波巨大高耸，并非 QRS 波群，因其后无继发性 T 波改变，QT 间期 0.66 s。

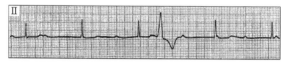

图 8-31　三度房室阻滞，交界性逸搏心律，
　　　　　偶发性室性早搏

女，58 岁，冠心病。P 波多于 QRS 波群，P 波与 QRS 波群无关，心房率 75 bpm，心室率 41 bpm，RR 间期规整，QRS 波群时限 0.08 s，T 波低值，QT 间期 0.44 s。$R_4$ 提前出现，QRS 波群宽大畸形，时限 0.12 s，为室性早搏。

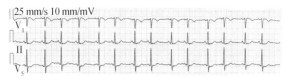

图 8 - 32　窦性早搏二联律

　　男，50 岁，原发性高血压 8 年，有时有心悸、气促、头昏。临床诊断：原发性高血压。PR 间期 0.15 s，心房率±68/bpm，QRS 波群时限 0.08 s，$P_1 \sim P_5$ 的 PR 间期相差 0.16 s 为窦性心律不齐所致，但 $R_5R_6$、$R_7R_8$、$R_9R_{10}$、$R_{11}R_{12}$、$R_{13}R_{14}$ 及 $R_6R_7$、$R_8R_9$、$R_{10}R_{11}$、$R_{12}R_{13}$ 的间期基本一致，而 P 波的形态完全相同，显示为窦性早搏二联律。本图 II 及 $V_4 \sim V_6$ 导联 ST 段水平型压低 0.1 mV 伴 T 波低平，可能为高血压病变所致。

　　鉴别：①窦性早搏与窦性心律不齐相区别。窦性心律不齐时，P 波的形态完全一致，但 PP 间期不一致，而窦性早搏提前出现的 PP 间期完全一致，有固定的偶联期和代偿间期。②窦性早搏必须与房性早搏相区别。房性早搏提前出现的 P 波形态与窦性 P 波形态完全不同，而窦性早搏提前出现的 P 波形态与窦性 P 波形态完全一致，房性早搏偶联也不完全一致，代偿间歇不完全。而窦性早搏偶联间期一致，代偿间歇一致。

　　（二）心电图鉴别

　　1. 交界性早搏伴室内差异性传导：①室性早搏 $V_1$

导联常呈单向或双向，常呈 qR、QR 或 RS 型；而交界性早搏伴室内差异性传导在 $V_1$ 导联常呈 3 相，呈 rSR′ 型。②室性早搏的 QRS 波群起始向量与同导联窦性 QRS 波群不同，而交界性早搏的 QRS 波群起始向量与窦性 QRS 波群相同。③室性早搏的 QRS 波群时限 ≥0.12 s，而交界性早搏伴室内差异性传导的 QRS 波群时限 <0.12 s。④室性早搏无提前出现的 P 波；而交界性早搏有时有提前出现的 P′ 波，P′R 间期 <0.12 s。

2. 间歇性预激：间歇性预激综合征酷似室性融合波；而室性融合波的特点是：PP 间期规整，QRS 波群提前出现，波形介于正常 QRS 波群与室性早搏之间。间歇性预激综合征的 PR 间期是恒定的，而室性融合波 PR 间期不恒定。

3. 室性早搏的单源、多源、多形、并行的鉴别：如表 8-1 所示。

表 8-1　　　　　　　室性早搏的鉴别

| 种　类 | 偶联间期 | 波　形 |
|---|---|---|
| 单源 | 一致 | 一致 |
| 多源 | 不一致 | 不一致 |
| 多形 | 一致 | 不一致 |
| 并行 | 不一致 | 一致 |

（除外融合波及室内差异性传导）

# 第九章　逸搏与逸搏心律

当心脏的起搏点（通常为窦房结）发出的频率过慢（心动过缓）或激动形成障碍时，窦房结以下的异位起搏点被动发出 1～2 次激动控制心脏的节律点，这种被动异位兴奋称为逸搏；连续 3 次或 3 次以上者，称为逸搏心律。逸搏是一种保护性机制，本身并无病理意义。根据起搏的部位不同，分为房性逸搏、交界性逸搏和室性逸搏，其中交界性逸搏及逸搏心律最常见。

## 一、房性逸搏及逸搏心律

1. 在一个窦性周期较长的间歇后，出现一个与窦性不同的 P′波。

2. P′R 间期＞0.12 s，QRS 波群常呈室上性图形（图 9-1）。

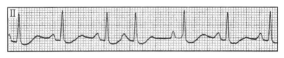

图 9-1　房性早搏，房性逸搏

女，76 岁，冠心病。PR 间期 0.20 s，心房率 88 bpm，QRS 波群时限 0.07 s。$P_4$ 提前出现与 T 波融合，代偿间歇不完全，为房性早搏。P₅推后出现，P′波形态与窦性者不同，P′R间期与窦性者相同，为房性逸搏。ST-T均有改变，可能为心肌缺血所致。

3. 连续3次或3次以上的房性逸搏称为房性逸搏心律，频率＜50 bpm。若频率为70～140 bpm，为加速性房性逸搏心律（图9-2）。

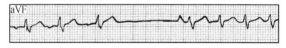

图9-2　加速性室上性心动过速伴房性逸搏

女，20岁，心肌炎。aVF导联的P₁～P₃为逆行P′波，P′R间期0.16 s，心房率98 bpm，QRS波群时限0.08 s。P₄为直立的P′波，P′波的形态与前者相反并推后出现，P′R间期与前者相同，为房性逸搏。R₃R₄间期1.44 s，大于前2个心动周期，可能为代偿间歇，但窦性静止待排。R₅～R₇前后未见P波，频率148 bpm，QRS波群形态及时限同前，但心率较前加速，可能由非阵发性交界性心动过速转向窦性心动过速。因R₆后的T波较前者的T波变尖，除极尚未发生改变而复极发生改变，原因可能为T波内藏有一个窦性P波。

## 二、交界性逸搏及逸搏心律

1. QRS波群：在一个较长的间歇之后，出现一个QRS波群，其形态呈室上性图形，但也可伴非时相性差异性传导，即QRS波群时限不增宽而形态发生改变（图9-3）。

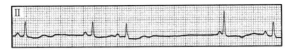

图 9-3 房性早搏引起交界性逸搏伴非时相性差异性传导

　　女，68 岁，冠心病。PR 间期 0.16 s，QRS 波群时限 0.06 s。$P_3$、$P_5$ 提前出现，$P'R$ 间期 0.20 s，比正常窦性者延长 0.04 s，第 4 个 R 波增高，时限尚未增宽，其前有窦 P，PR 间期 0.08 s，为交界性逸搏有房室干扰伴非时相性差异性传导。

　　2. 逆行 P' 波：可出现在 QRS 波群之前，$P'R$ 间期 <0.12 s，Ⅱ、Ⅲ、aVF 及 $V_4 \sim V_6$ 导联 P' 波倒置，aVR 导联 P' 波直立；可埋藏于 QRS 波群之中而不易见到；可落在 QRS 波群之后，$RP'$ 间期 <0.20 s（图 9-4、图 9-5）。

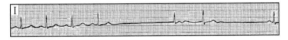

图 9-4 窦房阻滞或窦性停搏，交界性逸搏

　　女，70 岁，冠心病。$R_1 \sim R_4$ QRS 波群时限 0.06 s，频率 79 bpm，PR 间期 0.20 s，$R_5$ 之前无 P 波，之后有一个直立 P' 波，PR 间期 0.18 s，为交界性逸搏。$R_4R_5$ 间期、$R_6R_7$ 之间期分别为 2.06 s、2.02 s。

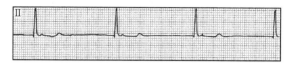

图 9-5 交界性逸搏心律伴直立性逆行 P′波或窦性 P 波

男，49 岁，原发性高血压，冠心病。P 波落在 QRS 波群之后，为直立 P′波，RP′间期 0.16 s，RR 间期规整，频率 42 bpm，QRS 波群时限 0.08 s。P 波在 QRS 波群之后，心室先除极，逆行上传心房，使心房后除极，或者为窦性 P 波所致。

3. QRS 波群之前可出现窦性 P 波，但 PR 间期 < 0.12 s，常在 0.10 s 以内，系交界性逸搏伴房室干扰所致。

4. 连续 3 次或 3 次以上的交界性逸搏，心室率匀齐，RR 间期规整，频率为 40～60 bpm，称为交界性逸搏心律（图 9-6）；频率为 70～130 bpm，称为加速性交界性逸搏心律。

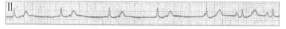

图 9-6 短暂性交界性逸搏心律

女，30 岁，心肌炎。$P_1$～$P_4$ 落在 QRS 波群之后，RP′间期 0.24 s，频率 49 bpm，QRS 波群时限 0.06 s。$R_5$ 的 QRS 波群稍畸形，因其前有 1 个窦性 P 波，形成 $P_5$ 与 QRS 波群干扰性融合。$P_6$、$P_7$ 仍为窦性 P 波，PR 间期 0.16 s。其原因可能为窦房阻滞（或窦性心律不齐）所致。

5. 交界性逸搏心律中包括左心房心律，其特征与交接区逆行 P′波基本相同。如Ⅰ、V₆ 导联出现逆行 P′波，可视为左心房心律（图 9-7）。

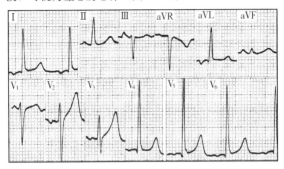

图 9-7　加速性左心房性心动过速

女，16 岁，心肌炎。Ⅰ、aVL、V₅、V₆ 导联 P′波倒置，aVR 导联 P′波平，P′R 间期 0.12 s，QRS 波群时限 0.07 s，心房率 98 bpm。

6. 交界性逸搏心律的 RR 间期相差＞0.08 s，称为交界性心律不齐。

7. 交界性逸搏心律一般为暂时性，可能与迷走神经兴奋有关。在麻醉过程中，以及洋地黄、奎尼丁的毒性作用下也可引起。冠心病、风湿性心脏病及各种原因所致的心肌炎，可能发生持续性的交界性逸搏心律。

### 三、室性逸搏及逸搏心律

1. 在一个较长的间歇后出现一个增宽、变形的 QRS 波群，时限≥0.12 s。起搏点愈低，QRS 波群宽大畸形愈明显（图 9 - 8、图 9 - 9）。

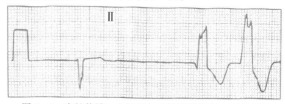

图 9 - 8　窦性停搏，交界性与室性逸搏并存，室性早搏

男，66 岁，冠心病，病态窦房结综合征。Ⅱ 导联记录：未见窦性搏动，$R_1$ 呈 rS 型，QRS 波群时限 0.08 s，其前后无 P 波，为交界性逸搏。$R_2$ 呈 qR 型，推后出现，QRS 波群时限 0.16 s，为室性逸搏。$R_3$ 提前出现，QRS 波群时限 0.18 s，为室性早搏。

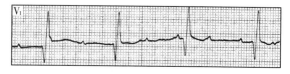

图 9 - 9　三度房室阻滞，窦性心动过速，室性逸搏心律

男，59 岁，原发性高血压，冠心病。$V_1$ 导联的 P 波多于 QRS 波群，P 波与 QRS 波群无关，QRS 波群时限 0.13 s，呈 QR 型，心房率 125 bpm，心室率 56 bpm。

2. RR 间期规整，心室率缓慢，常为 20～40 bpm。

3. 连续 3 次或 3 次以上的室性逸搏，称为室性逸搏心律。心室率 60～100 bpm，称为加速性室性逸搏心律（图 9-10、图 9-11）。

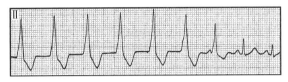

图 9-10　加速性室性逸搏心律伴室性融合波呈梯形现象

男，40 岁，心肌炎。II 导联 $R_1$～$R_6$ 的 QRS 波群宽大畸形，时限 0.12 s，RR 间期规整，频率 94 bpm。$R_7$、$R_8$ 稍提前出现，之前有窦性 P 波，PR 间期 0.10 s～0.14 s，QRS 波群形态介于正常与异常之间，为室性融合波，从而导致室性逸搏的终止。$R_8$～$R_9$ 的 QRS 波群时限 0.06 s，之前有窦性 P 波，PR 间期 0.13 s，心室率 116 bpm。异位搏动比正常窦性搏动慢，说明 $R_1$～$R_6$ 不是室性早搏，而是加速性室性逸搏心律。

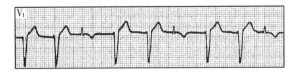

图 9-11　加速性室性逸搏成对伴心室夺获呈三联律

男，25 岁，心肌炎。V₁ 导联：R₃、R₆、R₉ 的 QRS 波群提前出现，QRS 波群时限0.06 s，其前有窦性 P 波，PR 间期0.20 s，为心室夺获。R₄、R₅ 及 R₇、R₈ 推后出现，但与 R₁、R₂ 的形态时限完全一致。频率 86 bpm，QRS 波群形态宽大畸形，时限 0.11 s，其前后无 P 波，为加速性室性逸搏成对出现。

4. 室性逸搏心律是严重心律失常的一种表现，常见于三度房室阻滞、病态窦房结综合征、严重高血钾、奎尼丁或洋地黄中毒。必要时需安装心脏起搏器，以预防心脏骤停。

# 第十章 心动过速

心脏内异位起搏点自律性增高或折返引起的异位心律连续出现 3 次或 3 次以上的早搏称为阵发性心动过速。根据异位起搏点的位置不同,一般可分为房性心动过速、交界性和室性心动过速,以室上性心动过速多见。

## 一、阵发性室上性心动过速

阵发性室上性心动过速（paroxysmal supraventricular tachycardia）可分为房性心动过速和交界性心动过速。有时因 P' 波辨认困难而统称为室上性心动过速,常见突起骤停现象。

### （一）心电图特点

1. 频率常在 160～250 bpm。

2. 节律规整而匀齐。

3. QRS 波群形态一般正常,可伴室内差异性传导或束支阻滞,应与室性心动过速相鉴别。

4. 频率 70～130 bpm 为非阵发性室上性心动过速。（图 10-1～图 10-11）

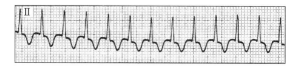

图 10-1 阵发性室上性心动过速

女，24 岁，心悸 10 年，加重 1 天。RR 间期规整，频率 187 bpm，QRS 波群完全一致，时限 0.06 s；ST 段水平型压低 0.10 mV，T 波倒置 0.4 mV。

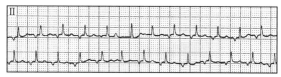

图 10-2 非阵发性房性心动过速，房性融合波

男，68 岁，冠心病。Ⅱ导联连续记录：$P_1$～$P_4$ 与 $P_8$～$P_{17}$ 及 $P_{19}$～$P_{25}$ 为逆行 P' 波，P'R 间期 0.12 s，RR 间期规整。QRS 波群时限 0.05 s，心房率 136 bpm。$R_{18}$ 之前有 1 个直立 P 波，PR 间期 0.12 s，为窦性 P 波。$P_5$、$P_7$ 的 P 波形态异于窦性 P 波和逆行 P' 波，为房性融合波。$R_5$ 之后的 T 波较高尖，除极未发生改变，为什么复极会发生改变？因为 T 波内藏有提早异源 P 波，P'R 间期延长为 0.50 s，系隐匿性传导所致。

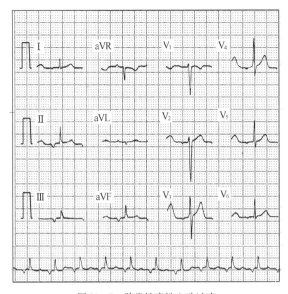

图 10-3　阵发性房性心动过速

男，12岁，感冒后心悸、气促 5 日。RR 间期规整，QRS 波群时限 0.05 s，频率 150 bpm。Ⅰ、Ⅱ、Ⅲ、aVF、$V_2 \sim V_6$ 导联 P′波倒置，aVR 导联 P′波直立，P′R 间期0.14 s，说明异位节律来自左心房。

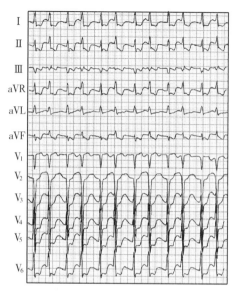

图 10-4 左侧隐匿性旁路合并房室结双径路，心动过速
发作时房室结快、慢径路交替前传，左侧旁路
逆传体表心电图呈现 QRS 波群电位交替现象，

女，71 岁，原发性高血压、阵发性心悸 2 年余。12 导联
同步记录：由于快、慢径路交替前传，使 $R_1R_2$ 间期（0.36 s）
与 $R_2R_3$ 间期（0.44 s）不同，以后周而复始，QRS 波群时限
0.08 s，有 2 种形态，交替出现。经心内电生理检查证实，并
行射频消融治疗成功。

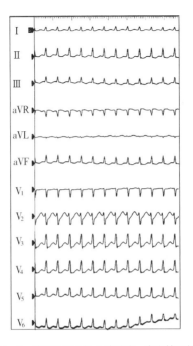

图 10-5　阵发性室上性心动过速，房室结双径路

　　女，31岁，心悸查因。RR 间期规整，QRS 波群时限
0.06 s，频率 250 bpm。Ⅱ、Ⅲ、aVF 导联可见假性 S′波，即
逆行 P′波，心电生理检查时诱发房室结折返性心动过速，经
射频消融术治疗成功。

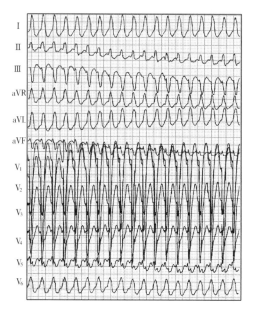

图 10 - 6　房室结折返性心动过速伴室内差异性传
导呈左束支阻滞型，酷似室性心动过速

　　女，48 岁，阵发性心悸 26 年。RR 间期规整，QRS-T
一致，心室率 188 bpm，Ⅰ、aVL、V₆ 导联呈 R 型，Ⅲ、
aVF、V₁～V₄ 导联呈 rs 型，V₅ 导联呈 M 型，QRS 波群时限
0.12 s，有继发性 ST-T 改变。经心电生理检查证实为房室
结折返性心动过速，经射频消融治疗成功。

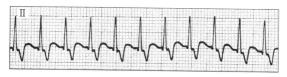

图 10-7　阵发性室上性心动过速

男，32 岁，风湿性心脏病 10 年，心悸、气促，加重 1 天入院。RR 间期规整，QRS 波形完全一致，时限 0.05 s，频率 182 bpm，逆行 P′波落在 QRS 波群之后，RP′间期 0.13 s。

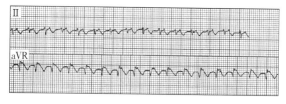

图 10-8　阵发性室上性心动过速

男，21 岁，心悸，气促。RR 间期规整，QRS 波群时限 0.06 s，频率 174 bpm，P′波落在 QRS 波群之后，于Ⅱ、aVR 导联直立，RP′间期＜0.12 s。

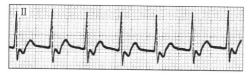

图 10-9　非阵发性交界性心动过速

女，26岁，病毒性心肌炎。R₁～R₇的 QRS 波群之后有一逆行 P′波，RP′间期0.12 s，RR 间期规整，频率 133 bpm，QRS 波群时限0.06 s。

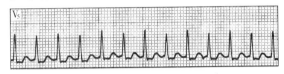

图 10-10　阵发性室上性心动过速伴 QRS 波群电交替现象

女，21岁，风湿性心脏病，二尖瓣狭窄，因心悸、气促入院。RR 间期规整，频率 204 bpm；QRS 形不完全一致，有高低交替改变，QRS 波群时限 0.05 s；ST 段水平型压低0.10 mV。

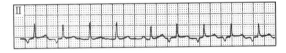

图 10-11　非阵发性房性心动过速伴伪性房性融合波

女，60岁，糖尿病、原发性高血压10年。P₅ 为窦性 P 波，PR 间期0.16 s。P′₆～P′₉ 提前出现，且为逆行 P′ 波，P′R 间期0.16 s，RR 间期规整，QRS 波群时限 0.05 s，频率 125 bpm，形成短暂加速性房性心动过速。P′₁、P′₂ 与此同源，P₃、P₄ 较矮小，形态介于窦性 P 波与房性 P′ 波之间，且提前出现 P′R 间期0.20 s，似为房性融合波。根据分析发现 P₃ 尤其是 P₄ 根本无融合的时间和条件，房性融合波可除外，实为成对的异源性房性早搏，P₄、P₅ 的较长代偿间歇亦可佐证。

(二) 心电图鉴别

1. 阵发性室上性心动过速伴束支阻滞与阵发性室性心动过速相鉴别：阵发性室上性心动过速伴束支阻滞时，出现宽大畸形的 QRS 波群，酷似室性心动过速，鉴别如下：

(1) 寻找 P 波：如发现 P 波，前者 P 波与 QRS 波群有固定关系；而后者 P 波与 QRS 波群无关，心房率慢于心室率。

(2) 前者未发作前的窦性心律伴有束支阻滞，发作时 QRS 波群形态与未发作前的 QRS 波群形态相同；后者常有早搏发生，但阵发性室性心动过速的 QRS 波群形态与室性早搏一致。

2. 阵发性室上性心动过速伴室内差异性传导与室性心动过速相鉴别：如表 10-1 所示。

表 10-1　阵发性室上性心动过速伴室内差异性传导
　　　　　 与室性心动过速的鉴别

| | 阵发性室上性心动过速 | 阵发性室性心动过速 |
|---|---|---|
| RR 间期 | 绝对一致，相差0.01 s | 可有不齐 |
| QRS 波形 | 绝对一致 | 不完全一致,可见 P 波重叠 |
| 频率 | 160~250bpm | 140~200bpm |
| 刺激迷走神经 | 可突然转为窦性 | 无效 |

| | 阵发性室上性心动过速 | 阵发性室性心动过速 |
|---|---|---|
| 有无病变 | 无明显器质性心脏病 | 常有器质性心脏病 |
| QRS 波群时限 | <0.11 s | ≥0.12 s |
| V₁ 导联 QRS 波群形态 | V₁ 导联呈 RSR′型,后 R′>前 R,支持室上性心动过速 | V₁ 导联呈 RSR′型,前 R>R′,支持室性心动过速 |

## 二、阵发性室性心动过速

（一）心电图特点

1. 阵发性室性心动过速（paroxysmal ventricular tachycardia）频率常为 140～200 bpm,节律可稍有不齐。

2. QRS 波群宽大畸形,时限≥0.12 s；T 波呈继发性改变。

3. 如可见 P 波,则 P 波频率较慢,与 QRS 波群无固定关系（房室分离）,大多存在干扰性房室脱节现象；如果 P 波落在 QRS 波群之上,则使 QRS 波群形态不一致。

4. 可见心室夺获或室性融合波,这是诊断室性心动过速的佐证。

5. 频率为 60～100 bpm,称为非阵发性室性心动过速。（图10-12～图 10-20）

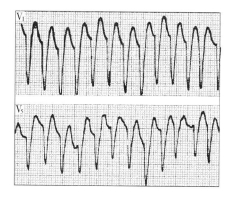

图 10-12　阵发性室性心动过速呈 R-on-T 现象

男，65 岁，胸闷，气促 10 年。临床诊断：冠心病，心功能Ⅳ级，糖尿病。V₁ 及 V₅ 导联 QRS 波群均呈 QS 型，时限 0.12 s。RR 间期不完全规整，频率为 214 bpm，绝大多数的 R 波落在 T 波的顶峰上，形成 R-on-T 现象。

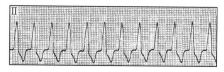

图 10-13　阵发性室性心动过速

女，70 岁，胸闷、气促、胸痛 10 年，加重 1 天入院。临床诊断：冠心病。QRS 波群宽大畸形，时限 0.12 s，RR 间期规整，频率 136 bpm，有继发性 T 波改变。

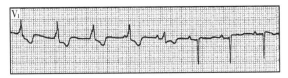

图 10-14　室性融合波结束的加速性心室自主心律

男，12岁，心肌炎。$R_1 \sim R_3$ 的 QRS 波群宽大畸形，时限0.10 s，呈右束支阻滞型，频率88 bpm。$R_4$ 之前有 P 波，但无 PR 段，QRS 波群亦较前变狭窄。$R_5$ 之前亦有 P 波，PR间期0.12 s，QRS 波群变窄，时限0.07 s，波形介于 $R_1 \sim R_4$ 与 $R_6 \sim R_8$ 之间。这说明 $R_4$ 处发生的乃是窦性激动与室性异位激动所产生的房室干扰，而 $R_5$ 则为室性融合波。$R_6 \sim R_8$ 之前有窦性 P 波，PR 间期0.20 s，频率98 bpm，快于异位频率，说明异位搏动不是早搏而是自主心律。

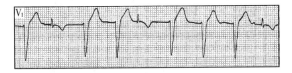

图 10-15　加速性心室自主心律伴心室夺获

男，52岁，冠心病。$R_2$、$R_5$、$R_9$ 提前出现，QRS 波群时限0.06 s，其前有窦性 P 波，PR 间期0.20 s，为心室夺获。$R_1$、$R_3 \sim R_4$、$R_6 \sim R_8$ 的 QRS 波群宽大畸形，其前后无相关 P 波，QRS 波群时限0.12 s，频率94 bpm，慢于正常窦性心律，形成加速性心室自主心律。

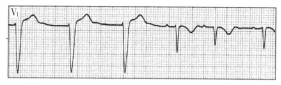

图 10-16　加速性心室自主心律导致窦性心律不齐

男，76 岁，肝癌术后，原有冠心病史。$R_1 \sim R_3$ 的 QRS 波群宽大畸形，时限0.12 s，RR 间期规整，频率 63 bpm，慢于正常窦性心律，为加速性心室自主心律。$R_4 \sim R_6$ 之前有窦性 P 波，PR 间期0.16 s，QRS 波群时限 0.07 s，PP 间期相差0.16 s。

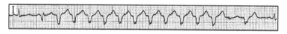

图 10-17　室性融合波开始的阵发性室性心动过速

女，48 岁，脑瘤术后。$R_1$ 之前有窦性 P 波，PR 间期0.16 s，QRS 波群时限0.08 s。$R_2$ 的 QRS 波群时限0.08 s，呈 QS 型，与 $R_1$ 的 QRS 波群的起始向量相反，PR 间期0.10 s，QRS 波形介于正常窦性与室性异位之间，为室性融合波。$R_{14}$ 同理。$R_3 \sim R_{13}$ 及 $R_{15}$ 的 QRS 波群宽大畸形，呈 QS型，时限0.12 s，频率 150 bpm，为室性心动过速。

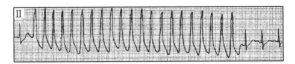

图 10 - 18　窦性心动过速,阵发性室性心动过速,
形成 R-on-T 现象

女,36 岁,重感冒后心悸、气促 15 天入院。临床诊断为病毒性心肌炎。$P_1$ 为窦性 P 波,PR 间期 0.12 s,QRS 波群时限 0.06 s。$R_2 \sim R_{22}$ 提前出现,QRS 波群宽大畸形,时限 0.12 s,RR 间期不规整,相差 0.04 s,频率 230 bpm,$R_2$ 后 R 波落在 T 波的顶峰上,形成 R-on-T 现象。窦性 $R_{23} \sim R_{25}$ 间期规整,QRS 波群时限 0.05 s,频率 125 bpm,PR 间期 0.12 s,其 T 波明显降低,有人称为心动过速后综合征。

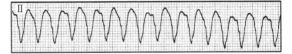

图 10 - 19　R-on-T 现象的阵发性室性心动过速
伴奇偶相间的 T 波电交替

男,62 岁,近 1 年来出现发作性心前区压痛,加重 5 天入院。临床诊断:原发性高血压,冠心病。Ⅱ导联 QRS 波群呈 QS 型,时限 0.16 s,RR 间期基本规整,频率 222 bpm。引人注意的是,各 QRS 波群的 T 波电压呈奇数(3∶1)和偶数(2∶1)相间的规律性变化,发生于室性心动过速的这种征象是极为罕见的。

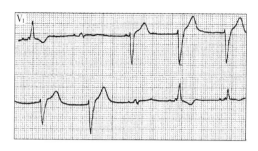

图 10-20　左束支型加速性心室自主心律伴正常化
的室性融合波

女，60岁，原发性高血压，冠心病。$V_1$ 导联连续记录：
$R_1$、$R_9$ 之前有窦性 P 波，PR 间期0.12 s，QRS 波群呈 rR′型
（未超过基线以下不能标 S 波），时限0.12 s，为完全性右束支
阻滞。$R_{10}$ 之 QRS 波群呈 rR′型，时限0.10 s，为不完全性右
束支阻滞，PR 间期0.09 s。$R_2$、$R_8$ 之 QRS 波群呈 rs 型，为
正常窦性心搏图形，PR 间期0.10 s。$R_3$ 之前有 P 波，PR 间
期0.08 s，QRS 波群时限0.10 s。据此可判定 $R_1$、$R_9$ 为真正
的窦性心搏，$R_2$、$R_3$、$R_8$、$R_{10}$ 均属室性融合波，PP 间期差
异为窦性心律不齐。$R_4 \sim R_7$ 的 QRS 波群宽大畸形，时限
0.12 s，心室率约 64 bpm，为短暂性加速性室性节律。

（二）心电图鉴别

1. 阵发性室性心动过速与阵发性室上性心动过速
伴室内差异性相鉴别：参见本章"阵发性室上性心
动过速"。

2. 阵发性室性心动过速与阵发性室上性心动过速

伴束支阻滞相鉴别：参见本章"阵发性室上性心
动过速"。

3. 心房颤动伴预激综合征：酷似阵发性室性心
动过速，给治疗带来困难，所以要认真区别，其鉴别如
表 10 - 2 所示。

表 10 - 2　心房颤动伴预激综合征与阵发性室性心动
　　　　　过速的鉴别

|  | 阵发性室性心动过速 | 心房颤动伴预激综合征 |
|---|---|---|
| 节律 | 基本整齐 | 绝对不齐 |
| QRS 波群形态 | 在同导联上大致相同 | 多形，以异常畸形为主 |
| 发作 ECG | 常有室性早搏 | 可有预激综合征 |

（三）临床意义

阵发性室性心动过速绝大多数发生于有严重器质
性心脏病患者，可导致心室扑动、颤动，偶尔可见于
正常人，大多数为男性冠心病、心肌炎、高血压心脏
病、风湿性心脏病、心肌病、低钾血症等患者。另外
心导管检查时刺激心室、心脏手术、二尖瓣脱垂、QT
间期延长综合征、药物中毒、麻醉、缺氧、低温、心
血管造影等也可引起阵发性室性心动过速。

三、扭转型室性心动过速

扭转型室性心动过速（torsade de pointes，TDP）

是一种极为严重的室性心动过速，常是心室颤动的前奏：发作时 QRS 波群以基线为轴心不断扭转其主波方向，常在数秒或十几秒内自行停止，发作时常易转为心室颤动（图 10-21）。

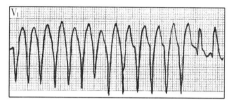

图 10-21　双向性尖端扭转型室性心动过速

男，52 岁，肺源性心脏病，心功能Ⅳ级。QRS 波群宽大畸形，时限 0.11 s，RR 间期欠规整，频率约 240 bpm。$R_1 \sim R_{13}$的QRS波群尖端朝下，QRS-T 电压不规则交替，而后 2 个 QRS 波群尖端朝上，呈现以基线为轴上下突然扭转的现象。本例又称为交替型双向性室性心动过速。

# 第十一章　扑动与颤动

心房扑动（atrial flutter）与心房颤动（atrial fibrillation）是发生在心房而比阵发性房性心动过速频率更快的一种主动异位心律，可分为阵发性和持续性；而心室扑动（ventricular flutter）与心室颤动（ventricular fibrillation）是来自于心室的异位节律，属临终前的一种表现。

## 一、心房扑动与心房颤动

（一）心房扑动

1. 心电图特点：

（1）正常窦性 P 波消失，以规则的 F 波代替，F 波呈锯齿型或波浪型，升支较陡，降支较平，在 V₁、V₂、Ⅱ 导联最清楚。如 P 波不像 P 波，T 波不像 T 波，则应考虑心房扑动，频率常为 250～350 bpm。

（2）QRS 波群呈室上性型，也可伴室内差异性传导。

（3）房室传导比例以 2∶1、3∶1、4∶1 常见，

1:1非常罕见。

（4）F波的大小、形态及间隔略有差异，频率＞350 bpm，可称为不纯性心房扑动或称为扑动-颤动，对于扑动波明显者，可通过射频消融术阻断折返途径达到根治目的。（图11-1～图11-8）

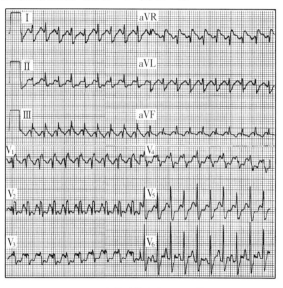

A. 1：1心房扑动伴室内差异性传导，
QRS波群电位交替

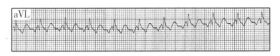

B. 2:1心房扑动伴室内差异性传导

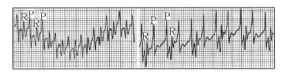

C. 食管心房调搏前半部为1:1心房扑动，

后半部为2:1心房扑动

图 11-1　心房扑动

男，33岁，扩张型心肌病，心力衰竭。图A：RR间期规整，频率250 bpm，QRS波群时限0.11 s。$V_1$导联呈 rsr′型，Ⅰ、$V_5$导联有除极迟缓的S波，酷似室性心动过速。Ⅰ、Ⅱ、Ⅲ、$V_4 \sim V_6$导联QRS波群一高一低，交替出现并呈二联律，为电位交替，这是心肌病变的一种表现。图B：aVL单极肢体导联记录，2个R波夹着2个F波，心室率125 bpm，心房率250 bpm，QRS波群时限0.11 s。图C：食管心房调搏图，前半部2个R波夹着1个F波，心房率与心室率均为250 bpm。

由此推论图A的1:1心房扑动诊断准确。1:1心房扑动是很难捕捉的一种心律失常，因QRS波宽大畸形，时限＞0.12 s，易误诊为室性心动过速，由于心室率过快，易引起血流动力学改变，诱发心力衰竭，甚至导致心搏骤停，须及时复律。

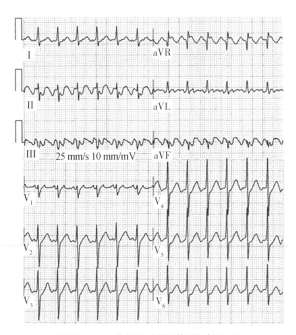

图 11-2　心房扑动（房室传导比例 2∶1）

女，46 岁，甲亢性心脏病。P 波消失，F 波代替，心室律规整，心房率 300 bpm，心室率 150 bpm，QRS 波群时限 0.07 s，ST-T 无明显改变。

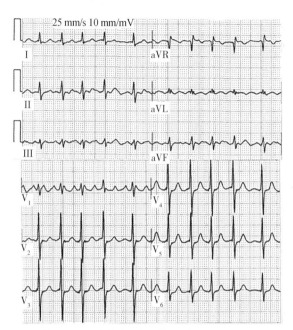

图 11-3 心房扑动 (房室传导比例 2:1~3:1)

女, 48 岁, 原发性高血压, 糖尿病。胸闷、心悸、气促、心律不齐 1 个月余。P 波消失, F 波代替, 心房率 250 bpm, 心室率 100± bpm, RR 间期不规整, 因房室传导比例 (2:1) ~ (3:1) 所致。QRS 波群时限 0.08 s, ST 段在 $V_4$~$V_6$ 导联斜型稍压低。

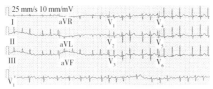

图 11-4　心房扑动（房室传导比例 2∶1~4∶1）

　　女，52 岁，风湿性心脏病，二尖瓣狭窄，心房扑动。P 波消失，F 波代替，心房率 300 bpm，心室律不规整，因房室传导比例（2∶1）~（3∶1）所致。心室律 100 bpm，QRS 波群时限 0.08 s。

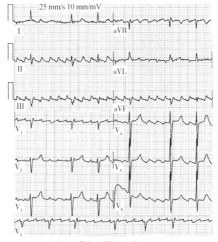

图 11-5　心房扑动［房室传导比例（3∶1）~（5∶1）］

女，40岁，糖尿病，肥胖症。P 波消失，以银齿形的 F 波代替，RR 间期不规整，心房频率 316 bpm，心室率 74 bpm，QRS 波群时限 0.008 s，在下图 V_1 长导联 RR_2、R_2R_3、R_5R_6 为 3∶3 阻滞，3∶1 传导，R_4R_5 为 4∶3 阻滞，4∶1 传导，R_3R_4 为 5∶4 阻滞，5∶1 传导，ST-T 无明显改变。

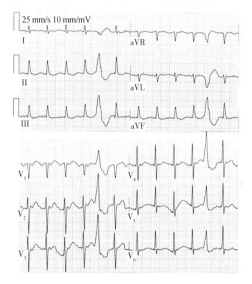

图 11-6　心房扑动（房室传导比例 2∶1）伴室性早搏

女，71岁，冠心病，糖尿病。P 波消失，以规律的 F 波代替。FF 频率 300 bpm。①RR 间期规整，QRS 波群时限 0.08 s，心室率 150 bpm，每个导联的 R_5 提前出现，QRS 波群宽大畸形，时限 0.12 s，为室性早搏，T 波在 Ⅱ、Ⅲ、aVF、V₅、V₆导联低平，可能为心肌缺血所致。

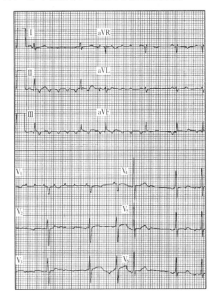

图 11 - 7　Ⅰ型心房扑动伴心房异位传出阻滞

女，68 岁，原发性高血压，冠心病。V₁ 导联 F₅F₆ 间期 0.24 s，F₆F₇ 间期 0.28 s，F₇F₈ 间期 0.60 s，存在着心房异位传出阻滞，呈文氏现象。其心室律绝对不规整，QRS 波群时限 0.07 s，房室传导比例为 2∶1、4∶1、5∶1。Ⅱ、Ⅲ、aVF 导联的 F 波均为倒置，符合Ⅰ型心房扑动的特征性改变。

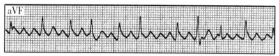

图 11 - 8　酷似心房颤动的快速性心房扑动
（房室传导比例 2 : 1～4 : 1）

女，19 岁，风湿性心脏病。P 波消失，以锯齿形的 F 波
取代，心房率 350 bpm 左右，QRS 波群时限 0.06 s，心室率
约 130 bpm。$R_1R_2$ 为 3 : 1，$R_3R_4$ 为 2 : 1，$R_6R_7$ 为 4 : 1。

2. 心电图鉴别：

（1）阵发性房性心动过速：阵发性房性心动过速
心房率 160～250 bpm，无 F 波，心室率较快；心房扑
动心房率 250～350 bpm，有 F 波，心室率较慢。

（2）阵发性室上性心动过速：当心房扑动呈 2 : 1
传导时，F 波重叠在 QRS-T 波群之中，易误认为 PT 融
合，而错诊为阵发性室上性心动过速。仔细查看心电图
不难发现，如心室率 150 bpm，QRS 波群之外的波既不
像 P 波，也不像 T 波，则应考虑 2 : 1 心房扑动。

3. 临床意义：心房扑动常见于有器质性心脏病的
患者，偶见于正常人。

（二）心房颤动

心房颤动是一种较常见的心律失常，其发病率远
较心房扑动为高，可分为阵发性和持续性，2016 年
ESC 指南超过 7 天为持续性。心房颤动是较心房扑动
频率更高的一种房性异位心律失常，可能与心房扩大、

心房肌受损有关，发展到一定程度可能出现心房颤动。由于心房肌不规则地颤动，心脏失去协调一致的收缩能力，可影响心脏排血功能，易形成附壁血栓。

1. 心电图特点：

（1）正常的 P 波消失，以快速不规则、形态各异、间隔极不匀齐的颤动波（f）代替。f 波频率为 350～600 bpm；f 波在 V₁、Ⅱ导联最清楚。

（1）正常的 P 波消失，以快速不规则、形态各异、间隔极不匀齐的颤动波（f）代替。f 波频率为 $350\sim$ $600$ bpm；f 波在 $V_1$、Ⅱ导联最清楚。

（2）心室律绝对不规则。

（3）QRS 波群呈室上性型，可伴室内差异性传导。（图 11-9～图 11-16）

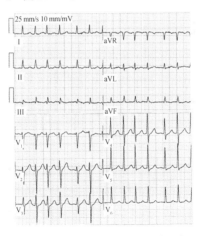

图 11-9 快速型心房颤动，T 波改变

男，65岁，甲亢性心脏病。P波消失，F波代替，心房率375 bpm，RR间期绝对不齐，心室率142 bpm，QRS波群时限0.07 s，T波在Ⅱ、Ⅲ、aVF低平。

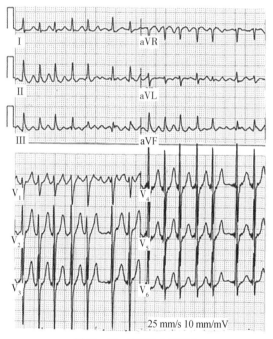

25 mm/s 10 mm/mV

图11-10 快速性心房颤动

女，54 岁，风湿性心脏病，二尖瓣狭窄。P 波消失，F 波代替，心房率 400 bpm，心室率±160 bpm，QPS 波群时限 0.09 s，ST-T 无明显改变。

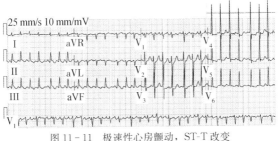

25 mm/s 10 mm/mV

图 11-11　极速性心房颤动，ST-T 改变

女，65 岁，冠心病。P 波消失，F 波代替，心房率 375 bpm，RR 间期绝对不齐，心室率 180± bpm，QRS 波群时限 0.08 s。ST 段在V₃～V₅ 导联水平型压低 0.1 mV，T 波在Ⅱ、Ⅲ、aVF 导联倒置，V₅、V₅、V₆ 导联低平。

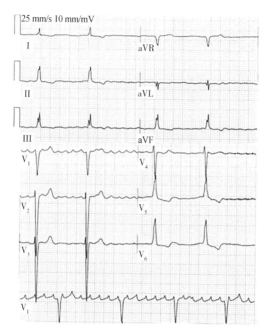

图 11-12 缓慢性心房颤动，ST-T 改变示心肌缺血

男，61 岁，冠心病。心房颤动 10 余年，近来心律减慢，胸前区不适，有时隐痛，气促加重。P 波消失，F 波代替，RR 间期不规整，QRS 波群时限 0.10 s，心房率 375 bpm，心室率 53± bpm。ST 段在 Ⅱ、V₅、V₆ 导联下斜型压低 0.1 mV，T 波在 Ⅱ、Ⅲ、aVF、V₅、V₆ 导联倒置。

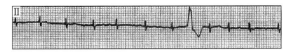

图 11-13　心房颤动伴室性早搏

女，67 岁，冠心病，心力衰竭。RR 间期绝对不规整，P 波消失，f 波代替，QRS 波群时限 0.05 s，心室率 95± bpm，心房率 375 bpm。$R_8$ 提前出现，QRS 波群宽大畸形，时限 0.12 s，为室性早搏。

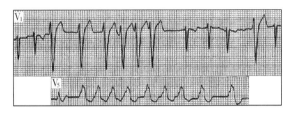

图 11-14　快速性心房颤动伴预激综合征

女，21 岁，风湿性心脏病。RR 绝对不规整，心室率约 130 bpm，心房率约 461 bpm，QRS 波群时限 0.08 s，$V_1$、$V_5$ 导联 QRS 波群有一部分宽大畸形，有提前及推后出现现象，时限 >0.15 s，$R_{V_5}$ 导联可见 Δ 波。本图易误诊为阵发性室性心动过速及同源性逸搏。

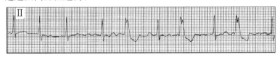

图 11-15　心房颤动伴室性早搏二联律

女，76 岁，冠心病，心力衰竭，洋地黄中毒后。RR 不规整，P 波消失，以 f 波代替，心房率约385 bpm，QRS 波群时限 0.08 s，心室率 85± bpm。$R_5$、$R_7$、$R_9$ 提前出现，QRS 波群宽大畸形，时限0.15 s，有类代偿，为室性早搏二联律，这是洋地黄中毒的一种表现，须立即停止使用此类药物。

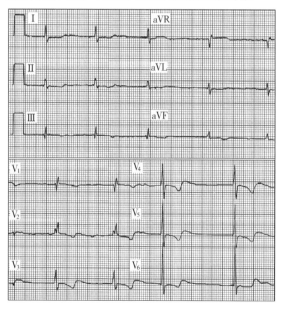

图 11−16　缓慢型心房颤动，不完全性右束支阻滞，
　　　　　　ST-T 改变示心肌缺血

女，74 岁，原发性高血压，冠心病，心房颤动 12 年。心室律绝对不整齐，P 波消失，f 波代替，心房率约 375 bpm，心室率约 47± bpm。QRS 波群时限 0.08 s，$V_1$ 导联 QRS 群呈 rsR′型，Ⅰ、$V_5$ 有粗钝的 S 波。$V_3$～$V_5$ 导联 ST 段水平型及下斜型压低0.1 mV 及 T 波倒置 0.3 mV，$V_6$ 双相。

2. 心电图鉴别：心房颤动伴室内差异性传导与室性早搏可以从以下几方面相鉴别。

（1）前者无联律间期，后者有固定的偶联间期。

（2）前者无代偿间歇，后者有类代偿间歇。

（3）前者与正常的 QRS 波群起始向量一致，后者往往不一致。

（4）前者 QRS 波群形态在 $V_1$ 导联常呈 3 相（rsR′），后者多呈单向或双向。

（5）前者在心率快时易出现，后者心率慢时易出现。

（6）前者长周期短距离易出现，后者无此规律。

3. 临床意义：常见于器质性心脏病患者，分为瓣膜性和非瓣膜性心房颤动两大类，瓣膜性心房颤动以风湿性心脏病发病率最高。非瓣膜性心房颤动中，高血压、心力衰竭、糖尿病、心肌炎、心包炎、肥厚型心肌病、甲亢性心脏病、先天性心脏病、慢性肺源性心脏病等易发生心房颤动，一旦出现心房颤动，多为持久。少数正常健康人可以发生心房颤动。

（三）心房扑动与心房颤动的发生机制

1. 单点激动学说：此学说认为，阵发性房性心动过速、心房扑动、心房颤动均由于心房内有一异位兴奋点发出迅速的激动而引起，由于频率不同而产生以下3种类型的房性异位心律。心房频率＞250 bpm；以相同的途径和速度传到心房，即将形成心房扑动；心房异位频率＞350 bpm，在传播过程中有部分心肌尚处不应期，将产生心房颤动。临床上常见心房扑动与心房颤动是由单个房性早搏而引起。但心房扑动、心房颤动常有复发倾向，有不少转为持久性。（图11-17）

有学者认为，单点激动伴有多发性微小折返激动比较符合实际情况，即心房扑动、心房颤动是由于房性异位激动恰遇心房易激期而导致的异位房性激动所引起。

2. 多点激动学说：由于心房存在许多异位兴奋点，同时发出激动而引起心房颤动。心电图上有某些心房扑动与心房颤动是由多源性房性早搏及多源性房性心动过速引起的。（图11-18）

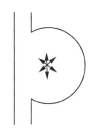

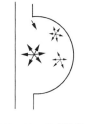

图 11 - 17　单点激动学说　　　图 11 - 18　多点激动学说
　　　　　示意图　　　　　　　　　　　示意图

　　3. 环状运动学说：该学说认为，心房肌内有一处心肌发生局部传导阻滞即单向阻滞，激动到达此处时不能通过而只能沿着对面一个方向前进。当激动绕过一周回到原处时，该处及前面的心肌已恢复了应激性，激动能循单方面不断向前循环运行，未按环行途径在上、下腔静脉入口处之间形成母圈，由此"母环"处散发激动（子波）使心房除极。但母环很小，可能仅围绕大静脉处或围绕在二尖瓣口，同样发出子波而形成心房颤动，与心房扑动大致相同。（图 11 - 19）

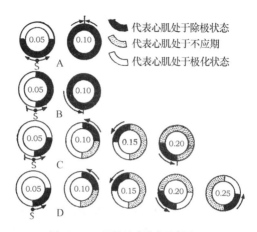

代表心肌处于除极状态

代表心肌处于不应期

代表心肌处于极化状态

图 11-19　环状运动形成示意图

　　图 A：环行肌内无局部阻滞。传导能力降低，不应期未延长。自 S 点给予刺激同时向左、右 2 个方向进行除极，两除极波相遇后，不能形成环形运动。图 B：有局部阻滞。传导能力未降低，自 S 点给予刺激，由于有局部阻滞，激动只能向 1 个方向除极，到 0.10 s 时除极已转了一圈，激动停止，不能形成循环。图 C：环行肌内有局部单向阻滞。心肌传导能力降低，当激动到达 0.20 s 激动方能环行一圈，但该处的心肌处于不应期，即不能产生环行运动。图 D：表示有局部阻滞。心肌传导能力降低，不应期缩短，已具备了形成循环运动的 3 个条件，故 0.20 s 处又回到 S 点，由于不应已过，该处心肌又能应激，激动得以再一次前进，这样就形成循环运动。

## 二、心室扑动与心室颤动

心室扑动与心室颤动是一种最严重的异位心律失常，是临终前的表现。心脏失去整体收缩能力，呈蠕动形态。

（一）心室扑动

1. 正常的 P-QRS-T 基本消失，无法分清 QRS 波与 ST-T。

2. 节律基本规整的宽大畸形的波幅，频率 200～250 bpm。

（二）心室颤动

1. 无 QRS-T，代之以形态各异、振幅大小不一致、极不规整的心室颤动波。

2. 频率 200～500 bpm。（图 11-20）

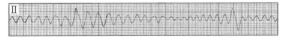

图 11-20　心室颤动由粗颤转向细颤（临终前）

## 三、紊乱性心室律

紊乱性心室律是一种不稳定的多源性室性心律，是指各种室性心律失常，如短暂性阵发性室性心动过速、心室扑动或颤动、多源性室性早搏、三度房室传导阻滞、心室自主心律、室性逸搏心律和室性静止等；

频率的快慢和形态不一致。在临终前，心室常由多个异位起搏点控制，常出现紊乱性心室律。

## 四、全心停搏

在心电图上出现一个长时间的等电位（无 P-QRS-T）称为全心停搏，又称为死亡心电图。其心电图特点为心室颤动的波形愈来愈纤细，直至记录为一条平线。（图 11-21～图 11-30）

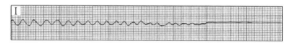

图 11-21　心室细颤至心脏停搏

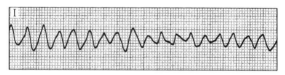

图 11-22　心室扑动（临终前）

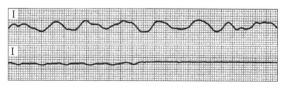

图 11-23　心室颤动至心脏停搏

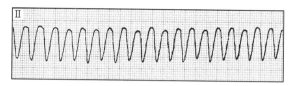

图 11-24  心室扑动，酷似尖端扭转型室性心动过速

男，68 岁，原发性高血压，冠心病，心功能Ⅲ级。难以分辨 QRS-T 波群，类似较大的正弦样曲线，心室波形一致，节律尚规整，心室率 214 bpm。

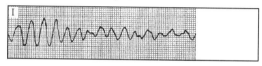

A. 心室颤动和心室扑动，无 QRS、T 波

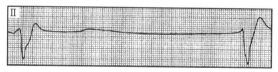

B. 缓慢的心室自主心律

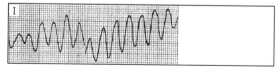

C. 心室扑动

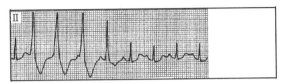

D. 室性非阵发性心动过速和窦性心动过速

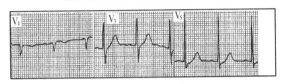

E. 1年后复查，V₅导联 ST 段稍压低，其余正常

图 11 - 25　突发性心搏骤停抢救病例

　　男，38 岁，因长期服用安眠药突发心搏骤停，经药物治疗无效后开胸，心室除颤，恢复窦性心律。关胸后 1 小时再次出现心室扑动，再次开胸除颤，恢复窦性心律。

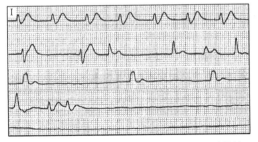

图 11 - 26　室性自主心律，紊乱性心律至心脏停搏

男，40岁，肺癌，临终前记录的心电图。Ⅰ导联连续记录：第1排，未见P波，QRS波群宽大畸形，时限0.16 s，频率68 bpm，为加速性室性自主心律；第2排，$R_3$、$R_5$、$R_6$提前出现，QRS波群形态有3种，时限0.10 s，为多形室性早搏，$R_4$为同源性室性逸搏；第3排，$R_1R_2$频率27 bpm，$R_2R_3$频率37 bpm；第4排，3个早搏后心室开始停搏；第5排，变成一条直线，为全心停搏。

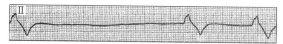

图 11-27　心室自主心律伴心室异位传出阻滞（临终前）

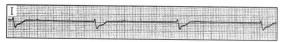

图 11-28　心室缓慢自主心律（临终前）

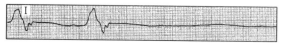

图 11-29　心室自主心律及心脏停搏（临终前）

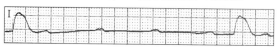

图 11-30　临终前按压后

# 第十二章 干扰脱节现象

正常的心肌细胞在一次兴奋后具有较长的不应期，因而对于 2 个相近的激动，前一激动产生的不应期必然影响后面激动的形成和传导，这种现象称为干扰（interference）。在心房、房室交接区及心室中任何 2 个起搏点并行发出冲动，各自控制心房或心室，在房室交接区内产生一系列（≥3 次）的房室干扰，称为干扰性房室脱节（interference atrioventricular dissociation）。

## 一、干扰脱节中常见现象

### （一）窦房干扰

1. 房性早搏在传入窦房结时打乱了窦房结自身节律，使房性早搏代偿间歇不完全(图 12 - 1)。

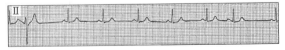

图 12 - 1 房性早搏代偿不完全与完全并存

男，80 岁，胆石症，体格检查。PR 间期 0.12 s，心房率 68 bpm，QRS 波群时限 0.06 s。$R_2$、$R_8$ 之前相关 P′波提前出现，形态与窦性 P 波相异，较早出现者（$R_2$）产生了室内差异性传导和不完全代偿，为房性早搏的最常见形式；较迟出现者（R₈）未发生室内差异性传导而出现完全性代偿（PP′P 间期＝2×PP 间期），为房性早搏的罕见形式。R₈ 之后窦性 P 波较其他窦性 P 波变形，考虑为非时相性房内差异性传导所致。2 个 P′波相同，逆配对亦相同，而配对明显差异，不能排除并行心律。

2. 房性早搏的异位搏动传入窦房结，在窦房结与心房连接组织处发生干扰，未打乱窦性频率，使房性早搏代偿间歇完全（图 12 - 2）。

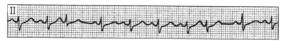

图 12 - 2　窦性心动过速，房性早搏完全代偿

男，47 岁，肺源性心脏病，支气管扩张，心力衰竭。P₁～P₂、P₄～P₇、P₉～P₁₀为窦性 P 波，PR 间期 0.15 s，频率 115 bpm，QRS 波群时限 0.06 s。P₃、P₈ 提前出现，P′波落在前一周期 T 波内，R₇～R₉ 间期 1.04 s，是窦性周期的 2 倍，说明房性早搏得到完全代偿。

（二）房性融合波

2 个起搏点发出的激动同时激动心房，在心房内发生干扰，各自激动一部分心房肌。在同一导联中，P 波的形态介于窦性 P 波与房性异位 P′波之间，称为房性融合波（图 12 - 3）。

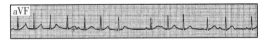

图 12-3　频发房性早搏，有时成对，并有短阵紊
乱性房性心动过速，可见房性融合波

女，36岁，风湿性心脏病，二尖瓣手术后。P₁、P₉、P₁₄
的 PR 间期0.16 s，QRS 波群时限 0.06 s，为正常窦性 P 波。
P₂～P₇ 提前出现，PR 间期0.24～0.30 s，P 波形态各异，P′-
P′间期不等，心房率约 113 bpm，为短阵紊乱性房性心动过
速。P₈ 提前，但落在 T 波顶峰上且未下传。P₁₀、P₁₁ 提前出
现，P′R 间期0.24 s，为成对。P₁₂ 与窦性 P 波及异位 P 波不
同，为房性融合波。P₁₃ 提前出现，P′R 间期0.21 s，有代偿间
歇，为房性早搏。

**（三）房室交界区干扰**

1. 受阻型房性早搏：是因为遇到房室交界区绝对
不应期而发生干扰，使 P′ 波落在 T 波内，其后无 QRS
波群（图 12-4、图 12-5）。

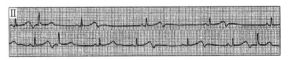

图 12-4　房性早搏未下传二联律

女，25岁，心肌炎。PR 间期 0.14 s，QRS 波群时限
0.05 s。Ⅱ导联连续采集：P₂、P₁₁、P₁₈ 的逆行 P′ 波提前出
现，P′R 间期0.20 s，为房性早搏。P₄、P₆、P₈、P₁₄、P₁₆ 为
逆行 P′ 波，亦提前出现，RP′间期0.46 s，其后无继随 QRS 波

群，为房性早搏未下传。

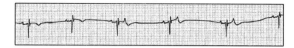

图 12-5　窦性心动过缓，不完全性右束支阻滞，
短暂性阵发性房性早搏未下传二联律

女，50 岁，冠心病。$V_1$ 导联 QRS 波群呈 $rSr's'$ 型，QRS 波群时限 0.08 s，PR 间期 0.12 s，心房率 56 bpm，$T_3$、$T_4$、$T_5$ 内藏有一个 $P'$ 波，使 T 波高尖，无继随 QRS 波群。但异位搏动至窦性 P 波的时间小于正常的窦性频率，为插入性房性早搏未下传。

2. 下传迟缓的房性早搏：因遇到房室交界区相对不应期，使房性早搏的 $P'R$ 间期延长，及间位性早搏后窦性的 PR 间期延长，均系干扰所致（图 12-6）。

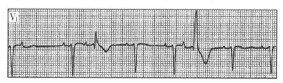

图 12-6　房性早搏偶联间期递减，伴多形性室
内差异性传导与未下传并存

女，56 岁，原发性高血压。PR 间期 0.12 s，心房率 83 bpm，QRS 波群时限 0.06 s。$T_1$ 波较高尖，内藏有一个未下传的 $P'$ 波，$P_3$、$P_6$ 提前出现，$P'R$ 间期分别为 0.19 s、0.21 s，较窦性者长。偶联间期 0.44 s、0.39 s，呈递减型；

$R_3$、$R_6$ 的 QRS 波群稍增宽，呈 rSR′型，但形态各异。

（四）室性融合波

当窦性激动和室性异位激动在心室相互干扰，在同导联中，PP 间期规整，R′波提前出现，波形介于正常的 QRS 波群与室性异位之间，称为室性融合波（图 12-7）。

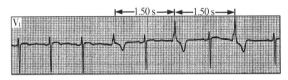

图 12-7　室性并行心律呈逆文氏型配对，室性
融合波形成 QRS 交替性手风琴样现象

男，45 岁，冠心病。$R_4$、$R_6$、$R_8$ 提前出现，QRS 波群时限 0.08～0.12 s。$R_4$ 波形介于窦性 QRS 波群与室性早搏者之间，PP 按时出现，R 波提前出现，为室性融合波。偶联间期为 0.76 s、0.72 s、0.60 s，呈递减现象，但室性异位搏动间距相等，QRS 波群电压逐渐增高。

（五）心室夺获

某些情况下，当窦性激动不能下传到心室，常出现逸搏及逸搏心律，偶尔窦性的 QRS 波群突然提前出现（QRS 波群一般为室上性型，如夺获过早亦可发生室内差异性传导），PR 间期>0.10 s，也可延长。这种现象称为心室夺获（图 12-8）。

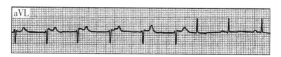

图 12-8　不完全性干扰性房室脱节伴心室夺获，短暂性
加速性交界性自主心律伴室内差异性传导

女，31岁，心肌炎。aVL 导联连续采集：$R_1 \sim R_6$ 的 P 波落在 QRS 波群之后，$RP'$ 间期0.20 s，QRS 波群呈 rS 型，QRS 波群时限0.08 s，RR 频率83 bpm，为短暂性加速性交界性自主心律。$R_7$ 提前出现，QRS 波群时限0.06 s，PR 间期0.36 s，由于隐匿性传导所致；$R_8 \sim R_9$ 为窦性心率，PR 间期0.16 s，心房率频率79 bpm，QRS 波群时限0.06 s。

## 二、干扰性房室脱节的心电图特点

1. 有窦性 P 波，常出现窦性心动过缓。

2. PP 和 RR 分别有各自的节律，RR 间期常规整。

3. PP 间期＞RR 间期（心房率常慢于心室率）。

4. P 波与 QRS 波群无关，P 波重叠于 QRS 波群及 ST-T 之中（或其前后），P 波少于 QRS 波群。

5. QRS 波群时限＜0.12 s 为室上型；QRS 波群时限＞0.12 s 为室性型。如夺获的 QRS 波群变狭窄，则异位起搏点常位于心室；如夺获的 QRS 波群不变或增宽，则异位起搏点位于房室交界区。完全性干扰性房室脱节与不完全性干扰性房室脱节心电图的基本诊断条件大致相同：如出现心室夺获，则称为不完全性干

扰性房室脱节。（图 12-9～图 12-16）

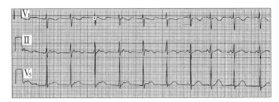

图 12-9　不完全性干扰性房室脱节伴窦性心律不齐

男，53 岁，冠心病。V₁、Ⅱ、V₅ 三通道同步采集：
P₁～P₅ 均落在 QRS 波群之后，QRS 波群时限 0.06 s；P₆ 落
在 QRS 波群之中，使 R₆ 稍有变异；P₇ 的 PR 间期 0.11 s，R₇
尚未提前出现，所以 P₇ 是一种巧合而不能算夺获；R₈ 提前出
现，PR 间期 0.12 s，所以 R₈ 为心室夺获，R₁～R₇ 的频率约
83 bpm，为短暂性加速性交界性逸搏心律，P₇P₈ 间期与 P₉P₁₀
间期相差 0.18 s，为窦性心律不齐；R₇～R₁₀ 的 T 波较 R₁～R₆
之后的 T 波明显升高（V₅ 尤为明显），前者 QRS 波群稍有变
异，可能为室相性室内差异性传导而导致的 T 波改变。

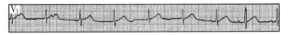

图 12-10　不完全性干扰性房室脱节，短暂性交界性逸搏心律

男，8 岁，心悸查因。R₁～R₆ 的 P 波落在 QRS 波群之
前、之中、之后，RR 间期规整，QRS 波群时限 0.06 s，频率
60 bpm，为交界性逸搏心律。R₇～R₉ 之前有窦性 P 波，PR
间期 0.19 s，QRS 波群时限 0.06 s，心房率约 72 bpm，为心
室夺获。

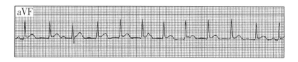

图 12-11　不完全性干扰性房室脱节，心室夺获
　　　　　伴室内差异性传导，短暂性加速性交
　　　　　界性心动过速

　　女，32岁，心悸。P波少于QRS波群，心房率52 bpm，心室率107 bpm，QRS波群时限0.06 s。$R_2$ 及 $R_4 \sim R_{11}$ 的 QRS波群之中散在因干扰未下传的P波，$R_3$ 及 $R_{12}$ 之前有窦性P波，R波稍提前出现，PR间期分为0.28 s、0.16 s，$R_3$ 的QRS波群形态稍有改变，时限略增宽，为心室夺获伴室内差异性传导。

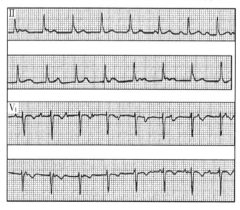

图 12-12　双重性（窦性＋交界性）心动过速

男，18岁，心悸。第1～第2排为Ⅱ导联，第3～第4排为V₁导联，均系连续记录。P波较规整出现，心房率约115 bpm，R波则整规发生，QRS波群时限0.07 s，心室率107 bpm，心房率＞心室率，且均超过自身正常界限，两者因频率差异。P波游动于QRS波群之前、中、后，有些在TP段，貌似下传和夺获心搏及文氏传导（如Ⅱ导联的R₇～R₉、V₁导联的R₁～R₄等），实为一种排序巧合，并非有房室传导关系。此巧合发生于双重性心动过速时，往往是干扰和阻滞并存的结果，诊断时尤其应注意。

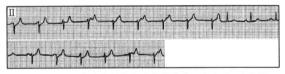

图 12-13　不完全性干扰性房室脱节伴心室夺获，短暂性
加速性交界性心律伴室内差异性传导

女，50岁，原发性高血压。Ⅱ导联连续记录：P波少于QRS波群，P₁的PR间期0.08 s，P₂落在R₂之前，且与R波融合；R₃前后未见P波，P波落在R波之中；R₄～R₇的P波落在QRS波群之后，T波之前可见直立P波；R₈之中落了一个P波；R₁₀之前的T波内藏有P′波，使T波较前升高，PR间期0.26 s，是由于隐匿性传导所致的干扰性PR间期延长。R₁₀的QRS波群变窄，时限0.05 s，并提前出现，PR间期0.28 s，伴隐匿性PR间期延长，为心室夺获。R₁₁～R₁₂之前均有窦性P波，PR间期0.18 s，R₁₃～R₁₆的P波似前一样周而复始。而脱节的QRS波群与窦性QRS波群方向相反，但起

始向量一致，时限0.08 s，较窦性的稍增宽，为室内差异性传导所致。

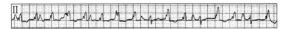

图 12 - 14　不完全性干扰性房室脱节伴心室夺获，
短暂性阵发性室性心动过速

男，36 岁，心肌炎。Ⅱ导联连续记录：P 波与 QRS 波群有时有关，有时无关。P 波少于 QRS 波群，心房率 88 bpm，心室率 140 bpm。QRS 波群时限有 2 种，夺获的 QRS 波群时限0.08 s（如 $R_9$、$R_{12}$、$R_{15}$），其后的 QRS 波群时限 0.12 s。在不完全性干扰性房室脱节时，夺获的 QRS 波群变狭窄，QRS 波群异位起搏点来自于心室；而夺获的 QRS 波群时限增宽或不变，QRS 波群异位起搏点来自于房室交界区。

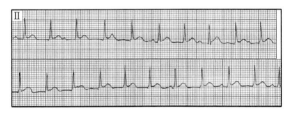

图 12 - 15　不完全性干扰性房室脱节伴心室夺获，加速性
交界性逸搏及短暂性加速性交界性逸搏心律

女，40 岁，心前区不适，心悸。Ⅱ导联连续记录：QRS 波群时限 0.06 s，$R_1$、$R_3$、$R_6$、$R_8$、$R_{10}$、$R_{19}$、$R_{21}$ 之前均有窦性 P 波，PR 间期分别为 0.24 s、0.28 s、0.12 s、0.28 s、

0.26 s、0.26 s、0.12 s。窦性频率 54 bpm，交界区频率 107 bpm。

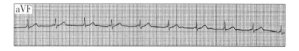

图 12-16　完全性干扰性房室脱节加速性交界性逸搏心律

　　女，48 岁，原发性高血压。aVF 导联记录：QRS 波群时限 0.07 s，心室率 71 bpm，$R_1$、$R_3$、$R_8$ 的 QRS 波群之前后未见 P 波，P 波落在 QRS 波群之中；$R_2$、$R_3 \sim R_7$ 及 $R_8 \sim R_9$ 的 QRS 波群之前可见 P 波，PR 间期 0.05～0.07 s，P 波与 QRS 波群无关，心房波与心室波频率几乎相等，为完全性干扰性房室脱节，又称为等频性房室脱节。应与不完全性干扰性房室脱节相鉴别，前者无心室夺获，后者有心室夺获。

### 三、干扰性房室脱节的心电图鉴别

　　干扰性房室脱节应与三度房室阻滞相鉴别（表 12-1）。

表 12-1　　干扰性干扰性房室脱节与三度房室阻滞的鉴别

| | P 波与 QRS 波群 | RR 与 PP | 临床意义 |
|---|---|---|---|
| 不完全性干扰脱节 | P 波少于 QRS 波群 | RR<PP | 生理 |
| 三度房室阻滞 | P 波多于 QRS 波群 | RR>PP | 病理 |

# 第十三章　房室阻滞

房室阻滞（atrioventricular block，AVB）是由于房室交界区的相对不应期与绝对不应期延长，引起激动从心房至心室传导的速度减慢或者完全或部分阻断。它是临床上一种最常见的传导阻滞。根据不应期的不同程度的延长，在心电图上的房室阻滞分为一度、二度、三度。其中三度房室阻滞为完全性，其余为不完全性。

## 一、一度房室阻滞

一度房室阻滞是由于房室交界区相对不应期延长所致，是常见的一种传导阻滞，但不一定都是病理现象。阻滞部位常在房室结。

（一）心电图特点

1. PR间期延长＞0.21 s（老年人PR间期＞0.22 s）。

2. 如PR间期正常，心房率与原心电图大致相同（或稍快），但PR间期与以往心电图比较有延长（≥0.04 s），也可诊断为一度房室阻滞。PR间期可随年龄、心率而有不同，可按正常PR间期最高限度表（表2-3）进行诊断（图13-1～图13-8）。

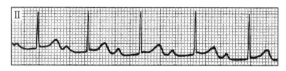

图 13-1　一度房室阻滞

女，27 岁，心肌炎。PR 间期 0.34 s，QRS 波群时限 0.04 s，心房率 88 bpm。

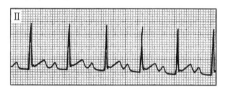

图 13-2　窦性心动过速，一度房室阻滞

女，59 岁，原发性高血压。PR 间期 0.28 s，QRS 波群时限 0.05 s，心房率 100 bpm。

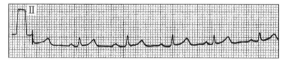

图 13-3　不固定型一度房室阻滞

女，18 岁，体格检查。RR 间期分别为 0.76 s、0.80 s、0.74 s、0.68 s、0.76 s，QRS 波群时限 0.06 s。P 波规整出现，PR 间期分别为 0.16 s、0.24 s、0.20 s、0.15 s、0.16 s，与心率无关，有人把不固定型称为一度Ⅲ型房室阻滞，可能与迷

走神经的张力波动有关。

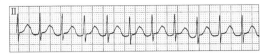

图 13-4　窦性心动过速，一度房室阻滞

女，26 岁，风湿热。PR 间期 0.20 s，TP 融合，QRS 波群时限 0.06 s，心房率 143 bpm。

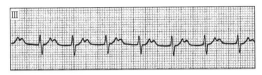

图 13-5　窦性心动过速，一度房室阻滞

女，32 岁，风湿性心脏病。PR 间期 0.40 s，QRS 波群时限 0.07 s，心房率 96 bpm。

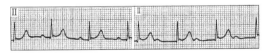

图 13-6　房室结双径路传导

女，20 岁，心肌炎。前后 20 s 描图：前 20 s 图，PR 间期 0.24 s，QRS 波群时限 0.05 s，心房率 75 bpm；后 20 s 图，PR 间期 0.44 s，心房率 79 bpm，在心房率差不多的情况下出现 PR 间期明显互异，为房室结双径路传导。

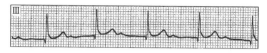

图 13-7　一度房室阻滞

女，32 岁，心肌炎后遗症。PR 间期 0.44 s，心房率 71 bpm。

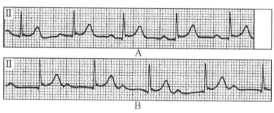

图 13-8　房室结双径路传导

女，65 岁，原发性高血压，冠心病。图 A：RR 间期 0.76 s，PR 间期 0.20 s；图 B：1 小时后，出现胸前区不适、气促再次描图。RR 间期 0.84 s，QRS 波群时限 0.06 s，PR 间期 0.45 s。提示房室结双径路传导现象。按照房室结双径路的电生理特点，快径路传导速度快而不应期长、慢径路传导速度慢而不应期短，故当心率加快后易发生慢径路传导，此时快径路阻滞。而本例恰好相反，当心率较快时（图 A），激动沿快径路下传；而当心率相对较慢时，激动改由慢径路下传。

（二）心电图鉴别

当心率增快后，P 波隐藏在 T 波内，一度房室阻滞易被误认为交界性非阵发性心动过速，应注意 T 波是否变形或有切迹，以资鉴别。

（三）临床意义

一度房室阻滞较为常见，可见于正常人及运动员。临床上常见病因有急性心肌炎、急性下壁心肌梗死、轻度洋地黄中毒、儿童为风湿热的表现。有些心肌炎患者虽经治愈，但 PR 间期不能恢复，应视为心肌炎的后遗症，可能终身存在。

## 二、二度房室阻滞

二度房室阻滞可分为二度Ⅰ型房室阻滞和二度Ⅱ型房室阻滞。

（一）二度Ⅰ型房室阻滞

二度Ⅰ型房室阻滞又称为文氏型或莫氏Ⅰ型房室阻滞，是房室交界区相对不应期与轻度的绝对不应期延长所致。阻滞部位常在房室结内。

1. 心电图特点：①PR 间期逐次延长，直至一次 QRS 波群漏搏；②漏搏前的 RR 间期逐次缩短；③漏搏的 RR 间期小于 2 个短的 RR 间期（图 13 - 9～图 13 - 11）。

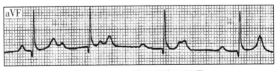

图 13 - 9　二度Ⅰ型房室阻滞

女，24岁，心肌炎。PR 间期逐次延长直至脱落，PR 间期分别为 0.21 s、0.42 s、0.36 s、0.28 s，有逐次缩短现象，但最后一个 PR 间期仍为 0.28 s，也可能为二度 Ⅱ 型房室阻滞。QRS 波群时限 0.08 s，心房率 94 bpm。第 2 个 QRS 波群提前出现，但 PP 均按时出现，窦性早搏可以排除。

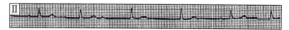

图 13-10　一度文式型房室阻滞

女，24岁，心肌炎后 2 年。PR 间期逐次延长，分别为 0.26 s、0.40 s、0.72 s、0.84 s，P 波落在 $R_3$ 后的 T 波内，使 T 波稍有变形，随后的 PR 间期为 0.24 s、0.40 s。心房率 66 bpm，QRS 波群时限 0.05 s。

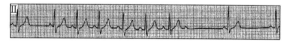

图 13-11　加速性房性心动过速伴二度 Ⅰ 型房室阻滞

女，24岁，风湿性心脏病。$P_1$、$P_9$、$P_{10}$ 为窦性 P 波，PR 间期 0.12 s。$P_2 \sim P_7$ 的 PR 间期 0.16～0.20 s，有逐次延长趋势，至 $P_8$ 未下传，形成文氏型房室阻滞，心房率 100 bpm，QRS 波群时限 0.07 s。

2. 心电图鉴别：由于窦性心律不齐使二度 Ⅰ 型房室阻滞的 PR 间期及 RR 间期变化不典型，只要有一次 QRS 波群漏搏就可以诊断为二度 Ⅰ 型房室阻滞。

3. 临床意义：二度 Ⅰ 型房室阻滞临床上常见的病因为急性风湿性心肌炎、洋地黄中毒及急性下壁心肌梗死；也可见于迷走神经兴奋性增高。

（二）二度Ⅱ型房室阻滞

二度Ⅱ型房室阻滞是房室交界区绝对不应期延长所致，又称为莫氏Ⅱ型房室传导阻滞，较Ⅰ型少见。通常由房室束支远端或双侧束支阻滞所致，多属器质性病变，其恢复概率较小，伴 QRS 波群增宽者预后更差。

1. 心电图特点：①PR 间期正常，也可轻度延长，但 PR 间期相等，常固定不变；②P 波不能下传心室时将出现 QRS 波群漏搏现象，常见的房室传导比例为 2:1、3:1、4:3 或 5:4；③QRS 波群正常，但也可增宽；④连续 2 次或 2 次以上 QRS 波群漏搏者，称为高度房室阻滞（图 13-12～图 13-21）。

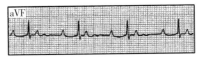

图 13-12　窦性心动过速，肺性 P 波，2:1 房室
阻滞伴钩拢现象

男，59 岁，肺源性心脏病，原发性高血压。本图为 2:1 阻滞，心房率 115 bpm，心室率 57 bpm，QRS 波群时限 0.06 s。且夹有 QRS 波群的 PP 间期比未夹 QRS 波群的 PP 间期短 0.08 s，有人称此为钩拢现象。下传的 PR 间期延长，QRS 波群正常，提示二度Ⅰ型房室阻滞可能性大；反之，则为二度Ⅱ型房室阻滞。

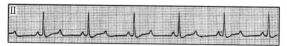

图 13-13　窦性心动过速，二度Ⅱ型房室阻滞
（传导比例 2∶1）

女，49 岁，原发性高血压，糖尿病。心房率 102 bpm，
QRS 波群时限 0.06 s。心室率 51 bpm。

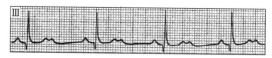

图 13-14　窦性心动过速，二度Ⅱ型房室阻滞
（2∶1 传导）

男，60 岁，冠心病，原发性高血压，心房率 115 bpm，
QRS 波群时限 0.08 s，心室率 53 bpm。

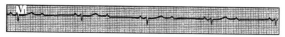

图 13-15　二度Ⅱ型房室阻滞（2∶1 传导）

女，67 岁，冠心病，糖尿病。心房率 78 bpm，RR 间期
规整，QRS 波群时限0.06 s，心室率 39 bpm。

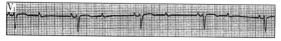

图 13-16　二度Ⅱ型房室阻滞（2∶1 传导）

男，49 岁，肺源性心脏病，冠心病。心房率 76 bpm，
QRS 波群时限 0.06 s，心室率 38 bpm。

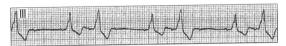

图 13-17　表现为 QRST 电交替的 3:2 二度 Ⅱ 型
房室阻滞及三度左束支阻滞

女，21 岁，病毒性心肌炎。QRS-T 波呈二联律，伴其电
压和形态的明显交替，QRS 波群及 PR 间期固定为 0.14 s，
$R_1$、$R_3$、$R_5$ 后均见一窦性 P 波下传受阻，形成 3:2 传导模
式。本图有 2 种解释：①3:2 二度 Ⅱ 型房室阻滞及三度左束
支阻滞，即双部位双平面阻滞；②3:2 二度 Ⅱ 型右束支阻滞
及三度左束支阻滞，即单平面的双支传导阻滞。

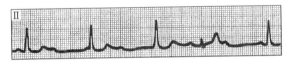

图 13-18　高度房室阻滞，短暂性交界性逸搏
心律伴室内差异性传导

女，34 岁，心肌炎。前面 3 个 QRS 波群与 P 波无关，
QRS 波群时限0.09 s；第 4 个 QRS 波群提前出现，其前有按
时发放的 P 波，PR 间期>0.26 s，QRS 波群时限0.06 s，为
心室夺获。

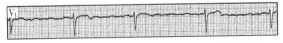

图 13-19　心房扑动及高度房室阻滞伴交界性逸搏心律

男，80 岁，冠心病。P 波消失，以较匀齐的 F 波代之，F 波频率 300 bpm，房室传导比例（8∶1）～（9∶1），RR 间期不规整，QRS 波群时限0.08 s，频率 32～36 bpm。

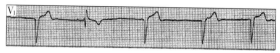

图 13-20    高度房室阻滞，心室夺获伴室内差异性
传导，室性逸搏心律

男，78 岁，原发性高血压，冠心病，心功能Ⅲ级。V₁ 导联 QRS 波群呈 QS 型，与 R₂ 的 QRS 波群起始向量相反，T 波与主波方向相反，R₁、R₃～R₅ 的 QRS 波群时限0.10 s，为室性逸搏。P 波多于 QRS 波群，绝大多数 P 波与 QRS 波群无关。R₂ 之 QRS 波群提前出现，呈完全性右束支阻滞型，其前有 P 波，PR 间期0.20 s，提示心室夺获伴 3 相完全性右束支阻滞。其余 RR 间期不太匀齐，频率 43～50 bpm，为室性逸搏心律伴不齐。

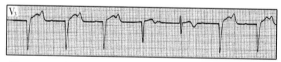

图 13-21    窦性心动过速，完全性房室阻滞，心室自主心律
与交界性逸搏并存，酷似高度房室阻滞

男，65 岁，原发性高血压，冠心病，心力衰竭。P 波多于 QRS 波群，心房率 107 bpm，心室率 59 bpm，R₁～R₃ 及 R₆～R₇ 的 QRS 波群宽大畸形，时限0.11～0.12 s，T 波呈圆峰尖顶形，为短暂性心室自主心律，R₄ 之 QRS 波群时限

0.06 s，但无明显提前，波形介于 R₅ 和其他 QRS 波群之间，为左、右心室过渡波，又称为融合波。R₅ 按时出现，并未提前，QRS 波群时限0.08 s，为交界性逸搏，由心室节律点不稳定所致。

2. 心电图鉴别：

（1）房性早搏未下传呈三联律：二度Ⅱ型房室阻滞呈 2∶1 阻滞时应与之相鉴别（参见第九章"房性早搏"）。

（2）窦性心动过缓：参见第七章"窦性心动过缓"。

3. 临床意义：常见于急性风湿性心肌炎、急性下壁心肌梗死、洋地黄中毒等。

（三）三度房室阻滞

三度房室阻滞又称为完全性房室阻滞，是由于房室交界区绝对不应期极度延长所致。此时的心房与心室分别由 2 个不同的起搏点控制，通常由窦房结控制心房，房室交界区或心室的起搏点控制心室，各保持自身节律，形成房室分离。

1. 心电图特点：①P 波与 QRS 波群无关，P 波多于 QRS 波群。②PP 间期与 RR 间期有各自固定节律，PP 间期＜RR 间期。③QRS 波群形态与起搏点有关：起搏点在室内束支分叉以上者，QRS 波时限＜0.12 s，形态正常；在分叉以下者，QRS 波群时限＞0.12 s，呈宽大畸形。④在整个心电图中只要出现一次心室夺获，就不能诊断为三度房室阻滞，可诊断为几乎完全

性房室阻滞。（图 13 - 22～图 13 - 28）

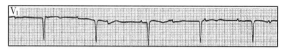

图 13 - 22　三度房室阻滞，交界性逸搏心律

男，36 岁，心肌炎。P 波多于 QRS 波群，P 波与 QRS 波群无关，心房率 75 bpm，QRS 波群时限 0.08 s，RR 间期规整，心室率 45 bpm。

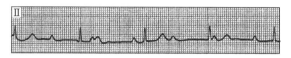

图 13 - 23　三度房室阻滞，交界性逸搏心律

女，82 岁，冠心病。P 波多于 QRS 波群，P 波与 QRS 波群完全无关，心房率 75 bpm，RR 间期规整，心室率 46 bpm，QRS 波群时限为 0.08 s。

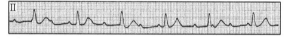

图 13 - 24　窦性心动过速，三度房室阻滞，心室自主心律

男，28 岁，心肌炎。P 波多于 QRS 波群，P 波与 QRS 波群完全无关，心房率 125 bpm，RR 规整，QRS 波群时限 0.12 s，心室率 50 bpm。

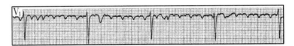

图 13 - 25　心房扑动伴三度房室阻滞、交界性逸搏心律，
扑动波呈交替电位

　　女，75 岁，冠心病，病态窦房结综合征，阿-斯综合征。P 波消失，代之以明显的心房扑动波，且扑动波一高一低，呈电位交替改变。心房率 428 bpm（于阿-斯综合征后出现扑动波的电位交替），RR 间期规整，QRS 波群时限 0.10 s，心室率 35 bpm，为典型的交界性逸搏心律。F 波电交替系心房电交替的一种特殊表现类型，十分罕见，1984 年我们曾首次报道 1 例。

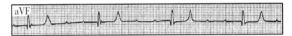

图 13 - 26　三度房室阻滞伴有高耸的 T 波，酷似室性早搏、
窦性心动过速、心室自主心律

　　女，30 岁，心肌炎，心搏骤停复苏后。P 波与 QRS 波群无关，心房率 115 bpm，QRS 波群时限 0.12 s，RR 间期不匀齐，心室率 30～31 bpm，其后有巨大高耸的 T 波，酷似提前出现的室性早搏，时限 0.16 s。但因其后无继发性 T 波改变，故并非室性早搏，而是高耸的 T 波。

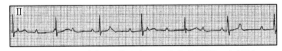

图 13 - 27　窦性心动过速，三度房室阻滞，交界性
逸搏心律，肺性 P 波

男，54 岁，肺源性心脏病，原发性高血压。P 波多于 QRS 波群，且 P 波与 QRS 波群完全无关，心房率 115 bpm，QRS 波群时限 0.07 s，心室率 50 bpm，律齐。

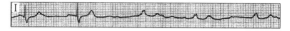

图 13 - 28　三度房室阻滞，心室自主心律不恒定

男，28 岁，冠心病、心功能 Ⅳ 级。P 波与 QRS 波群无关，P 波多于 QRS 波群，心房率 98 bpm。QRS 波群时限 >0.12 s，$R_1 \sim R_2$ 呈完全性右束支阻滞型，$R_3 \sim R_5$ 呈完全性左束支阻滞型。心室律不齐，心室率 42± bpm，是由于心室起搏点不恒定所致。

2. 心电图鉴别：

(1) 完全性干扰性房室脱节：三度房室阻滞，P 波 QRS 波群；完全性干扰性房室脱节，P 波少于或等于 QRS 波群。

(2) 二度 Ⅱ 型房室阻滞：三度房室阻滞无固定的 PR 间期（非真正的 PR 间期）；二度 Ⅱ 型房室阻滞 PR 间期固定。

(3) 高度房室阻滞：三度房室阻滞无心室夺获；而高度房室阻滞有心室夺获。有时记录较短，易将后者误认为前者。有人将 3∶1 以上的房室阻滞称为高度房室阻滞。

3. 临床意义：常见于药物中毒（如洋地黄、奎尼丁等）、各种心肌炎、电解质紊乱、冠心病等。急性下壁心肌梗死、各种心肌炎、洋地黄中毒所引起的三度房室阻滞多为暂时性，而前壁心肌梗死引起者多为永久性。个别无明显临床症状，大多者是由于心肌内退行性变引起，为心肌损害的后遗症，也有发现"先天性房室阻滞"的相关报道。

# 第十四章　束支阻滞与分支阻滞

束支阻滞又称为房室束支阻滞，加上发生在房室束以下的传导阻滞，统称为室内阻滞。

正常的窦性激动经窦房结沿着房室束进入左、右束支及分支，当一侧束支发生完全阻滞就不能将激动传导到该侧的心室肌，需等另一侧束支激动后再经室间隔或心室缓慢传导才能引起对侧除极。由于室间隔传导速度慢，在时间上可延长0.04 s以上，所以QRS波群时限延长，成为心电图诊断室内阻滞的主要条件。按阻滞的解剖部位，可分为左束支阻滞、右束支阻滞及分支阻滞，还可构成不同组合的双支或三支阻滞。

## 一、右束支阻滞

因右束支较细长，由单侧冠状动脉分支供血，不应期比左束支长，易于受损。右束支阻滞（right bundle-branch block，RBBB）包括完全性右束支阻滞和不完全性右束支阻滞。

（一）心电图特点

1. 完全性右束支阻滞：①室上性节律；②QRS波群时限≥0.12 s；③V$_1$、V$_2$导联呈rsR′或M型，Ⅰ、

$V_5$、$V_6$ 导联有粗钝的 S 波；④$V_1$、$V_2$ 导联 R 峰时间 $>0.06$ s；⑤$V_1$、$V_2$ 导联的 ST 段轻度压低及 T 波倒置，属继发性 ST-T 改变（图 14-1～图 14-3）。

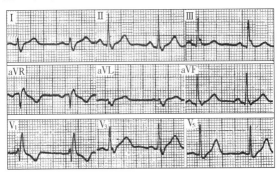

图 14-1　完全性右束支阻滞

女，30 岁，体格检查。PR 间期 0.16 s，RR 间期基本规整，心室率 79 bpm，QRS 波群时限 0.12 s。$V_1$ 导联呈 rsR' 型。I、$V_5$ 导联有除极延缓的 S 波。电轴 $+96°$。

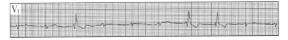

图 14-2　间歇性完全性右束支阻滞成对出现

男，28 岁，心肌炎，PR 间期 0.16 s，心房率 71 bpm，QRS 波群时限 0.08 s。$R_3$、$R_7$、$R_8$ 按时出现，QRS 波群宽大畸形，时限 0.12 s，呈 rsR' 型，PR 间期 0.16 s。

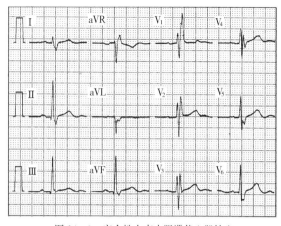

图 14 - 3　完全性右束支阻滞伴心肌缺血

　　男，65 岁，原发性高血压、冠心病。近来胸闷、气促加重。PR 间期0.20 s，QRS 波群时限0.15 s，Ⅰ、V₅、V₆ 导联有除极延缓的 S 波，V₁、V₂ 导联呈 rsR′型，电轴＋96°，V₁、V₂ 导联 T 波直立，ST 段轻度向上抬高，这是继发＋原发的表现，Ⅲ、aVF 导联 T 波低平。凡是完全与不完全性右束支阻滞的 V₁、V₂ 导联 T 波应倒置，ST 段应压低，否则为继发性＋原发性改变。

　　2. 不完全性右束支阻滞：QRS 波群时限≥0.08 s，但<0.11 s，其他特点与完全性右束支阻滞的 QRS 波群相似（图 14 - 4～图 14 - 6）。

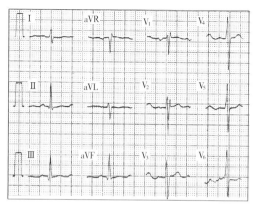

图 14-4　不完全性右束支阻滞

女，24 岁，心肌炎。PR 间期 0.17 s，QRS 波群时限 0.09 s，$V_1$ 导联呈 rsr′ 型。Ⅱ、Ⅲ、aVF、$V_5$、$V_6$ 导联 T 波低平，$V_6$ 导联 ST 段水平型压低 0.05 mV。$V_1$ 导联 ST 段稍向上抬高及 T 波直立或平坦都应视为继发性 + 原发性改变，应考虑心肌病变所致。

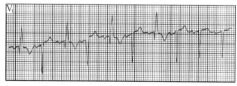

图 14-5　窦性心动过速，间歇性不完全性右束支
阻滞呈短暂性二联律

男，75岁，冠心病。心前区隐痛发作时，$R_1$、$R_3$、$R_5$、$R_7$ 的 R 波按时出现，QRS 波群畸形，呈 rsR′ 型，时限0.11 s。PR 间期0.12 s，与正常者相同，心房率 125 bpm。

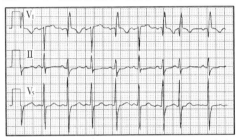

图 14-6　窦性心动过速，间歇性不完全性右束支
阻滞二联律，偶发室上性早搏伴室内差
异性传导呈右束支阻滞型

女，18岁，发热、胸闷查因。PR 间期0.14 s，心房率 111 bpm，QRS 波群时限 0.08 s，$R_2$、$R_4$、$R_6$ 按时出现，QRS 波群畸形，时限0.10 s，比正常者增宽0.02 s，有继发性 T 波改变。$R_7$ 提前出现，QRS 波群时限0.10 s，呈右束支阻滞型，其前提前的 P′ 波不明显，代偿间歇基本完全，多为室上性早搏。$R_8$ 推后出现，形态和时限与 $R_2$ 相同，为 4 相不完全性右束支阻滞。

（二）心电图鉴别

1. 预激综合征（A 型）：预激综合征 A 型可类似于右束支阻滞，但预激综合征 PR 间期缩短，PJ 间期正常，QRS 波群起始部粗钝，有预激波（delta 波或

△波)，Ⅰ、V$_5$、V$_6$ 导联的 S 波不增宽。这些特征表现与右束支阻滞不同。

2. 右束支阻滞合并右心室肥大：Rv$_1{}'$＞1.5 mV，电轴右偏（＞＋110°），Sv$_5$、Sv$_6$ 加深（＞0.5 mV），但有时诊断并不十分可靠。

（三）临床意义

右束支阻滞不一定代表心肌有弥漫性损害，因右束支较细长，易受损。有很多正常人并无束支病变，而心电图常呈现右束支阻滞图形。特别是儿童和年轻人，可能由于右心室流出道（肺动脉圆锥部）最后除极而产生 R′波。有时由于舒张期负荷过重，亦可产生不完全性右束支阻滞图形。房间隔缺损患者，主要由于血流动力学改变（右心室舒张期负荷过重），多有不完全性右束支阻滞，少数出现完全性右束支阻滞。其产生机制主要由于右心室流出道的室上嵴及圆锥部肥厚所致，V$_1$ 呈 rsR′型，不是真正的右束支阻滞。

右束支阻滞常见病因有先天性心脏病（房间隔缺损）、冠心病、高血压心脏病、风湿性心脏病、慢性肺源性心脏病等。

## 二、左束支阻滞

左束支比右束支粗而短，由双侧冠状动脉供血，所以不易阻滞。如发生阻滞，可能为左、右冠状动脉均有病变，其预后较差，常为器质性心脏病所致。左束支阻滞（left bundle branch block，LBBB）包括完全性左束支阻滞和不完全性左束支传导阻滞。

（一）心电图特点

1. 完全性左束支传导阻滞：①室上性节律；②QRS波群时限≥0.12 s；③I、aVL、$V_5$、$V_6$导联R波增宽，顶峰粗钝或有切迹，常有不同程度的电轴左偏；④$V_1$、$V_2$导联常呈QS型或rS型（r波幅度小，S波较深明显增宽）；⑤I、$V_5$、$V_6$导联q波一般消失；⑥$V_5$、$V_6$导联R峰时间>0.06 s；⑦ST-T方向常与QRS波群主波方向相反，属继发性改变（图14-7～图14-8）。

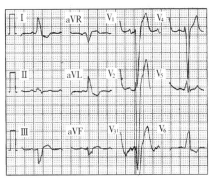

图14-7　完全性左束支阻滞伴陈旧性前间壁心肌梗死

男，65岁，冠心病，心肌梗死后6年，仍有心悸、气促感。PR间期0.13 s，QRS波群时限>0.12 s。I、aVL、$V_6$导联呈R型，$V_1$、$V_2$导联呈rS型，r波呈直上直下型改变，$V_3$导联呈 QS 型，V₅ 导联呈 M 型伴 T 波直立，T 波有继发性＋原发性改变，电轴－23°。

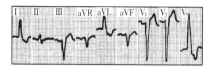

图 14-8　完全性左束支阻滞

男，59 岁，冠心病。PR 间期 0.15 s，QRS 波群时限 0.12 s，Ⅰ、aVL、V₅ 导联呈 R 型，Ⅲ 导联呈 rS 型，V₁ 导联呈 QS 型，电轴－30°。

2. 不完全性左束支阻滞：较难作出诊断，主要区别要点为 QRS 波群时限＜0.12 s，有些完全性左束支阻滞由左心室肥大和不完全性左束支阻滞演变而来（图 14-9）。

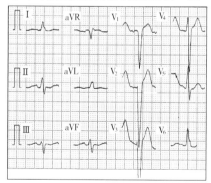

图 14-9　不完全性左束支阻滞

女，40 岁，心肌炎。窦性心律，PR 间期 0.15 s，QRS 波群时限 0.11 s，I、V₆ 导联呈 R 型，V₁ 导联呈 QS 型。I、aVL、V₆ 导联 T 波低平，ST 段水平型压低 0.05 mV，电轴−19°。

（二）临床意义

左束支阻滞比右束支阻滞少见。左束支阻滞多见于器质性心脏病患者，正常人极为罕见，常见病因是冠心病、高血压心脏病、主动脉瓣病变、风湿性心脏病及各种心肌疾病。

### 三、左束支分支阻滞

（一）左前分支阻滞

左前分支较细而长，分布于较薄的心肌，靠近血流急速的左心室流出道。由左冠状动脉前降支一个小分支供血，易受损，常发生左前分支阻滞（left anterior hemiblock，LAH）。

1. 心电图特点：①室上性节律。②电轴左偏（−30°～−90°），一般≤−45°者诊断可靠性大。③出现 Q₁、S₃ 型的波形变化，II、III、aVF 导联 QRS 波群呈 rS 型，III 导联 S 波＞II 导联 S 波；I、aVL 导联呈 qR 型，aVL 导联 R 波＞I 导联 R 波。④QRS 波群时限正常或稍延长≥0.08 s，但＜0.12 s（图 14-10）。

2. 心电图鉴别：诊断左前分支阻滞必须排除肺源性心脏病所引起的假性电轴左偏，下壁心肌梗死、肺梗死、B 型预激综合征所引起的电轴左偏。根据病史及心电图不难鉴别。

3. 临床意义：电轴左偏不是一种正常心电图，大多数由左前分支阻滞引起。60 岁以上老年人如出现左前分支阻滞，常可能为冠心病；年轻人则要考虑心肌炎。原发性高血压、主动脉瓣疾病、心肌炎、心肌病、先天性心脏病（房间隔缺损、三尖瓣闭锁、心内膜垫缺损）、糖尿病、神经肌肉疾病等也可引起。

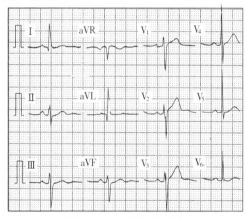

图 14 - 10　左前分支阻滞

男，48 岁，冠心病。PR 间期 0.17 s，QRS 波群时限 0.09 s。Ⅰ、aVL 导联呈 qR 型，Ⅱ、Ⅲ、aVF 导联呈 rS 型，电轴−30°。Ⅰ、aVL、$V_5$、$V_6$ 导联 T 波低平，Ⅰ、aVL 导联 q 波时限 0.02 s。

（二）左后分支阻滞

左后分支较左前分支粗而短，分布于较厚的心肌内，靠近血流较缓慢的左心室流入道。有双重冠状动脉供血，不易受损，故左后分支阻滞（left posterior hemiblock，LPH）非常少见。

1. 心电图特点：①室上性节律。②电轴右偏，+90°～+180°；>+120°有较肯定的诊断价值。③Q$_{III}$、S$_I$型（III导联Q波<0.02 s，I导联S波较深），III、aVF导联呈qR型，I、aVL导联呈rS型，III导联的R波>II导联R波。④QRS波群时限正常或稍延长（≥0.08 s，但<0.12 s）。（图14-11）

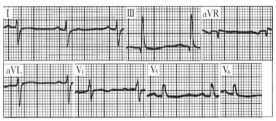

图14-11　左后分支阻滞，T波改变，示心肌病变

男，28岁，心肌炎。PR间期0.15 s，心房率83 bpm，QRS波群时限0.08 s，Q$_{III}$、S$_I$型，电轴+112°，III、V$_5$、V$_6$导联T波低平。V$_5$～V$_6$导联QRS波群振幅<0.5 mV，为左胸导联QRS波群低电压所致。

2. 心电图鉴别：在诊断左后分支阻滞时应先排除

其他原因引起的电轴右偏，如有直位心、肺气肿及其他肺部疾病、右心室肥大、前侧壁心肌梗死等方能诊断。

3. 临床意义：左后分支阻滞非常少见，常与右束支阻滞同时存在。冠心病引起的心肌纤维变性是最常见的原因，心肌炎、心肌病、原发性高血压、广泛前壁及后壁心肌梗死也可引起。

（三）左间隔支阻滞

左间隔支阻滞（left septal fascicular block）又称为前向性传导延缓（anterior conduction delay，ACD）。

1. 心电图特点：①室上性节律；②$Rv_2 > Rv_6$ 或 $Rv_2 > Sv_2$；③QRS 波群时限正常；④Ⅰ、$V_5$、$V_6$ 导联 q 波消失或<0.01 s（图 14 - 12）。

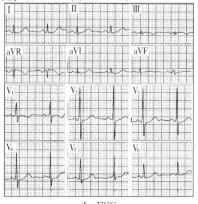

A. ECG

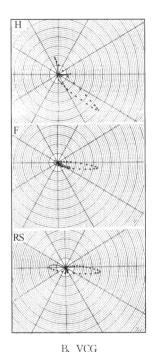

B. VCG

图 14-12  左间隔支阻滞

女，60 岁，冠心病。图 A：PR 间期 0.13 s，QRS 波群时限 0.08 s，V$_1$、V$_2$ 导联呈 RS 型，且 R/S>1，Rv$_2$>Rv$_6$，V$_5$、V$_6$ 导联无 q 波。图 B：横面（H 面）QRS 环呈逆时针运行，起始向量位于右前方，时限为 10 ms，然后转向左前方，

环体狭长，最大向量位于左前方（40°），前方面积大于总面积的 2/3。

2. 心电图鉴别：左间隔支阻滞非常罕见，必须根据病史及心电图，排除右心室肥大、A 型预激综合征、正后壁心肌梗死后方能诊断。

3. 临床意义：左间隔支阻滞是由前向性传导迟缓所引起，心肌缺血、损伤、变性等均易产生左间隔支阻滞。临床上男性老人多见，常见的病因是冠心病、高血压心脏病、心肌炎、心肌病、肺气肿等。

## 四、室内双支阻滞

### （一）完全性右束支阻滞＋左前分支阻滞

1. 胸导联呈右束支传导阻滞型图形。

2. 肢体导联示电轴左偏≤－30°，呈 $Q_I$、$S_{III}$ 型。（图 14 - 13）

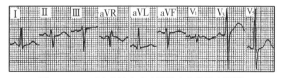

图 14 - 13　不完全性右束支阻滞＋左前分支阻滞

男，30 岁，心肌炎后 5 年。PR 间期 0.16 s，QRS 波群时限 0.10 s，$V_1$ 导联呈 rsr' 型，电轴左偏 －49°，QRS 波群在 I 导联呈 qRs 型，III 导联呈 rS 型。

（二）不完全性右束支阻滞＋左后分支阻滞

1. 胸导联呈不完全性右束支阻滞型图形。

2. 肢体导联示电轴右偏≥＋110°，呈 $Q_{III}$、$S_I$ 型。（图 14-14）

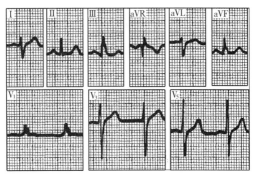

图 14-14　不完全性右束支阻滞＋左后分支阻滞

男，48 岁，冠心病。PR 间期0.17 s，RR 间期规整，心房率83 bpm。QRS 波群时限0.09 s，$V_1$ 导联呈 M 型，I 导联呈 rs 型，III 导联呈 qR 型，电轴＋110°。

（三）不完全性右束支阻滞＋左前分支阻滞

1. 胸导联呈不完全性右束支阻滞型图形。

2. 肢体导联示电轴左偏≤－30°，呈 $Q_I$、$S_{III}$ 型。（图 14-15）

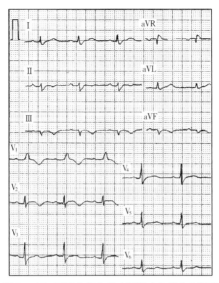

图 14-15　不完全性右束支阻滞＋左前分支阻滞

　　女，25 岁，心肌炎。PR 间期0.20 s，QRS 波群时限0.09 s，$V_1$ 导联呈 R 型，电轴−30°，QRS 波群在I导联呈 rs 型、Ⅲ导联呈 rs 型。$V_4 \sim V_6$ 导联 T 波平坦，Ⅱ、Ⅲ、aVF 导联 T 波倒置。

　　（四）完全性右束支阻滞＋左后分支阻滞

　　1. 胸导联示完全性右束支阻滞型图形。

　　2. 肢体导联示电轴右偏≥＋110°，呈 $Q_Ⅲ$、$S_I$ 型。

　　（五）完全性左束支阻滞＋一度右束支阻滞

　　1. 肢体导联及胸导联呈完全性左束支阻滞型图形。

2. PR 间期延长。

（六）完全性右束支阻滞＋二度Ⅱ型左束支阻滞

胸导联呈完全性右束支阻滞＋二度Ⅱ型房室阻滞，提示二度Ⅱ型左支束阻滞。

（七）完全性右束支阻滞＋一度左束支阻滞

1. 肢体导联及胸导联示完全性右束支阻滞型图形。

2. PR 间期延长。（图 14－16）

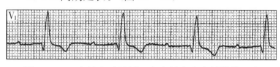

图 14－16　窦性心动过缓，完全性右束支阻滞伴一度
左束支阻滞

　　女，67 岁，原发性高血压，冠心病。心房率 55 bpm，PR 间期固定为 0.36 s，V₁ 导联 QRS 波群呈 qR 型，时限 0.12 s。为完全性右束支阻滞，如果左束支有一度阻滞，所以使窦房结下传心室的速度减慢，形成一度房室阻滞。由于有固定的 PR 间期，为完全性右束支阻滞伴一度左束支阻滞所致，但不能完全排除完全性右束支阻滞伴一度房室阻滞。

（八）左前分支阻滞＋一度左后分支阻滞

1. 肢体导联示左前分支阻滞型图形。

2. PR 间期延长。

（九）左后分支阻滞＋一度左前分支阻滞

1. 肢体导联示左后分支阻滞型图形。

2. PR 间期延长。

## 五、室内三支阻滞

右束支、左前分支及左后分支同时发生阻滞称为室内三支阻滞。常为右束支阻滞和左前分支阻滞在前，而左后分支阻滞在后。室内三支阻滞有多种组合形式。

（一）完全性右束支阻滞＋左前分支阻滞＋一度左后分支阻滞

1. 胸导联呈完全性右束支阻滞型图形。

2. 肢体导联电轴左偏≤−30°。

3. PR 间期延长。（图 14 - 17）

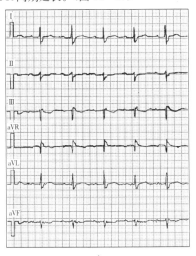

A

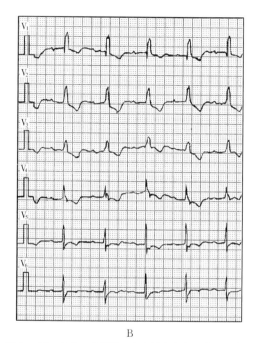

图 14-17　室内三支阻滞（完全性右束支阻滞＋左前分
支阻滞＋一度左后分支阻滞）

　　男，19 岁，心肌炎。Ⅰ、Ⅱ、Ⅲ、aVR、aVL、aVF 及
V₁～V₆ 导联均系同步记录：心房率约 68 bpm，QRS 波群时
限 0.12 s，Ⅰ 导联呈 RS 型，Ⅲ 导联呈 rSr′型，V₁ 导联呈 rSR′
型，Ⅰ、V₅ 及 V₆ 导联有除极延缓的 S 波，电轴－43°，为完

全性右束支阻滞＋左前分支阻滞；PR 间期0.32 s，并非一度房室阻滞，而是左后分支有一度阻滞，使 PR 间期下传心室的速度减慢所致。V₄～V₆ 导联有继发性＋原发性改变（T 波倒置），为心肌病变所致。

（二）完全性右束支阻滞＋左后分支阻滞＋一度左前分支阻滞

1. 胸导联示完全性右束支阻滞型图形。

2. 肢体导联电轴右偏≥＋110°。

3. PR 间期延长。

（三）完全性右束支阻滞＋左前分支阻滞＋二度左后分支阻滞

1. 胸导联示完全性右束支阻滞型图形。

2. 肢体导联电轴左偏≤－30°。

3. 二度Ⅱ型（2∶1）房室阻滞。

（四）完全性右束支阻滞＋左后分支阻滞＋二度Ⅱ型左前分支阻滞

1. 胸导联示完全性右束支阻滞。

2. 肢体导联电轴≥＋110°。

3. 二度Ⅱ型（2∶1）房室阻滞。

（五）间歇性室内三支阻滞

1. 胸导联示间歇性完全性右束支阻滞。

2. 肢体导联示间歇性电轴左偏≤－30°。

3. 肢体导联示间歇性电轴≥＋100°。（图14－18）

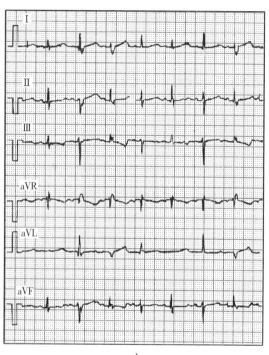

A

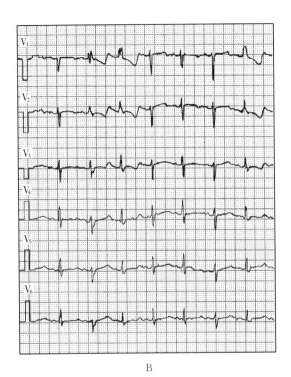

B

图 14-18　间歇性室内三支阻滞（间歇性完全性右束支阻滞＋
　　　　间歇性左前分支阻滞＋间歇性左后分支阻滞）

　　男，70 岁，原发性高血压、冠心病。Ⅰ、Ⅱ、Ⅲ、aVR、aVL、aVF 及 $V_1 \sim V_6$ 导联均系同步记录：$R_1 \sim R_7$ 的 QRS 波

群形态及时限各异，但其 RR 间期规整，PR 间期均为 0.16 s，心房率 94 bpm，为窦性心律。R₁ 及 R₅ 的 QRS 波群时限 0.06 s，为正常窦性搏动。R₄ 按时出现，QRS 波群稍畸形，时限 0.08 s，Ⅰ 导联呈 qR 型，Ⅲ 导联呈 rS 型，电轴 −42°，V₁ 导联 QRS 波群正常，为间歇性左前分支阻滞；R₂ 按时出现，QRS 波群宽大畸形，时限 0.12 s，Ⅰ 导联呈 qRS 型，Ⅲ 导联呈 rSr′ 型，电轴 −60°，V₁ 导联呈 rSR′ 型，Ⅰ、V₅、V₆ 导联有除极延缓的 s 波，为间歇性完全性右束支阻滞＋左前分支阻滞；R₃ 及 R₇ 的 QRS 波群宽大畸形，时限 0.12 s，Ⅰ 导联呈 rS 型，Ⅲ 导联呈 qR 型，电轴 +132°，V₁ 导联呈 M 型，有切迹，Ⅰ、V₅、V₆ 导联均有除极延缓的 S 波，为间歇性完全性右束支阻滞＋间歇性左后分支阻滞。以上几种组合形式是一种非常罕见的室内三支阻滞。

## 六、激动传导中的一些现象

### （一）文氏现象

文氏现象是传导阻滞中的一种特殊表现，可发生在心脏传导系统中的各个部位，最常发生于房室交界区。文氏型房室阻滞也是二度房室阻滞中的一种类型。其心电图特点是 PR 间期逐次延长，RR 间期逐次缩短等。文氏现象还可以发生在传导系统的其他部位，在下行或逆行传导过程中亦可出现。

房室阻滞中的文氏现象：房室阻滞逐渐减慢，心电图表现为 PR 间期逐次延长，至一次 QRS 波群漏搏，出现一个长的 RR 间期，此即为二度Ⅰ型房室阻滞。

（二）隐匿性传导

在较复杂的心律失常中，隐匿性传导较为常见。隐匿性传导是由于某部分心肌受到抑制，应激性降低，激动在通过此抑制区时强度逐渐减弱甚至未能完全通过该区，又称为递减传导。

1. 心电图特点：

（1）房性早搏：房性早搏代偿间歇不完全是由于早搏逆传至窦房结，产生隐匿性传导，使窦性激动的周期重组。

（2）室性早搏：发生在舒张晚期的室性早搏，特别是窦性心动过缓时出现的间位性室性早搏常有下一个窦性激动的PR间期延长，亦是由于室性早搏隐匿性逆向传导所致。

（3）房室脱节：在干扰性房室脱节时，窦性心律与交界性心律形成的干扰性房室脱节有时出现交界性逸搏推后出现的现象，是由于窦性冲动进入交界区时产生隐匿性传导尚未下传至心室，交界区节律点提前释放，使得按期出现的交界性逸搏推后发生。

（4）房室阻滞：二度房室阻滞时，由于心室漏搏，常出现一次或多次交界性逸搏，逸搏的周期多数固定，但有时窦性激动在交界区产生隐匿性传导而使逸搏推后发生，致使逸搏周期发生变化。

（5）心房颤动：在心房颤动时，心室律绝对不齐。有时在较长的周期后才出现交界性逸搏。这都是隐匿性传导的结果。

2. 心电图诊断：虽然隐匿性传导在心电图上无直接的表现，但可用隐匿性传导现象来帮助分析某些复杂的心律失常。如遇到下列心电图表现，应考虑隐匿性传导的可能：①早搏后的 P′波未下传或窦性 PR 间期延长；②出现 2 个 P 波在交界区受阻；③不典型的文氏周期；④心房颤动时，心室律绝对不齐，缓慢出现交界性逸搏，室性早搏后的类代偿间歇；⑤交界区的超常传导；⑥干扰性房室脱节的交界区节律延迟起搏。

（三）室内差异性传导

室上性激动在心室内产生传导途径异常时易产生一个或一连串宽大畸形的 QRS 波群，称为室内差异性传导。引起室内差异性传导的因素有：①室上性激动易产生室内差异性传导，常见有室上性早搏、阵发性室上性心动过速、心房颤动以及不完全干扰性房室脱节的心室夺获。除取决于异位激动提早的程度外，还与心室周期（RR 间期）有关。心室的周期越长，不应期越长，所以长周期后的短距离易产生室内差异性传导。②双侧束支不应期长短不同：因右束支的不应期比左束支长，大多数室内差异性传导常呈右束支阻滞型图形。③与心室内束支病变的程度有关。

室内差异性传导有 2 种形式出现：① 室相性差异性传导，QRS 波群宽大畸形，但一般 $<0.12$ s；② 非室相性差异性传导，QRS 波群畸形，但时限不增宽

（与正常 QRS 波群时限相同）。

如果室内差异性传导之后，紧接着室上性激动持续过早传入心室（呈阵发性室上性心动过速时），这时室内差异性传导可能持续存在（有人称之为蝉联现象），直至心室率减慢后，这时双侧束支才可能均脱离不应期，室内差异性传导才能结束。

1. 心电图特点：

（1）可呈单个或连串出现，如单个发生易误诊为室性早搏，一连串出现易误诊为短暂性室性心动过速。

（2）QRS 波群形态在 $V_1$ 导联常呈右束支阻滞型图形（如呈 rSr′ 或 rSR′ 型），因右束支比左束支长而细小，不应期长，所以恢复较慢。

（3）QRS 波群起始向量与正常室上性者相同，虽然右束支阻滞，但室间隔从左向右的激动过程不受影响，故起始向量（0.02 s）和正常下传心搏的 QRS 波群形态相同。

（4）QRS 波群常有易变性，无偶联间期。因室上性激动以不同程度过早激动，使 RR 间期很不一致，故 QRS 波群形态各异。

（5）除心房扑动、心房颤动、交界性心律外，一般正常 QRS 波群前均有 P 波。但因心室率过快，P 波可以隐藏在前一个周期的 T 波之中，易被误诊。

2. 心电图鉴别：

（1）室上性早搏伴室内差异性传导：易误诊为室

性早搏。两者的心电图鉴别要点如下。前者 P 波的形态改变，在提前出现的 QRS 波群之前有一个异常的 P′波，有时隐藏在前一个 T 波内，要注意正常节律的 T 波形态，以识别其内是否藏有 P′波；而后者无提前出现的 P′波。其他鉴别要点如表 14 - 1 所示。

表 14 - 1　室上性早搏伴室内差异性传导与室性早搏的鉴别

|  | 室上性早搏伴室内差异性传导 | 室性早搏 |
| --- | --- | --- |
| 起始向量的 Q 波 | 罕见 | 可见 |
| QRS 波群形态 | V₁ 导联呈右束支阻滞型 | 多为单向或双向 |
| 起始向量与正常搏动 | 基本一致 | 常不一致 |

（2）室上性心动过速伴室内差异性传导：P′波可藏于前一周期的 T 波中，惟有发作开始时心电图可见提前的 P′波及畸形的 QRS 波群，常呈右束支阻滞型图形。

（3）心房颤动伴室内差异性传导与室性早搏的鉴别：参见第十一章"心房颤动"。

（四）超常传导

超常传导是指当心脏的传导功能受抑制的情况下，本应阻滞的早期激动却反常地发生了传导功能改善。它与隐匿性传导完全相反。前者是在预期激动的传导阻滞时，意外地得到改善；而后者是在预期激动传导时，不能下传心室，反而被阻滞。

在整个心动周期中，发生超常传导的部位至今尚无定论。随着临床电生理学的深入探讨，认为心电图上的超常传导也可以用双径路传导、分层阻滞、空隙现象等来解释。超常传导常发生在房室交界区内，偶尔发生于左、右束支内，后者称为心室内超常传导。超常传导的心电图特征改变有以下形式。

1. 房室传导中的超常传导：

(1) 一度房室阻滞伴超常传导：PR 间期可呈长、短交替改变。即短的 RP 间期后出现短的 PR 间期，而长的 RP 间期后出现长的 PR 间期。

(2) 二度房室阻滞伴超常传导：晚期下传心搏的 PR 间期比早期下传心搏的 PR 间期长。即较长的 RP 间期后出现较长的 PR 间期，而较短的 RP 间期后出现较短的 PR 间期。如二度Ⅰ型房室阻滞有超常传导，也可以改变文氏周期的规律。

(3) 高度房室阻滞伴超常传导：使室上性激动在心动周期早期短时间内得以下传形成心室夺获，而更早或更迟出现的激动完全受阻不能下传心室。

2. 心室内的超常传导：是指室内束支的超常传导。其心电图表现为：凡是有束支阻滞较早出现的室上性激动传导正常，推迟出现的室上性激动则发生阻滞。这种现象见于心房颤动伴束支阻滞，但应与心房颤动伴室内差异性传导相区别：前者有超常传导，常发生在短-长周期时，后者常发生在长-短周期时。

（五）韦金斯基现象

人类心脏的传导性和自律性受到抑制时，可以出现各种代偿机制，使原来受阻的向下激动得以通过，使受损的功能获得暂时的改善。

韦金斯基现象是指部分心肌传导功能处于抑制状态时通过一次强烈的刺激后使传导暂时得到改善，分为韦金斯基易化作用和韦金斯基效用两部分。韦金斯基现象是一种保护性反应，对改善心肌缺血有重要意义。由于此种现象的存在，使少数患者免遭心室停搏的危险，故有重要的临床意义。

韦金斯基现象的心电图表现常见于高度及三度房室阻滞时，在房室交界区及室性逸搏后，对接踵而来的几个窦性P波，能接连通过阻滞区而下传心室。

# 第十五章　不固定心律

## 一、游走心律

### （一）窦房结内游走心律

心脏起搏点在窦房结内不固定称为窦房结内游走心律。窦房结内游走心律常见于正常人，临床意义不大。

1. 心电图特点：

（1）在同导联中 P 波形态稍有差异，但方向一致，无逆行 P′波。

（2）PR 间期亦不等，但均≥0.12 s，伴随 PP 间期延长，P 波逐渐变小，PR 间期稍有缩短。反之，PP 间期稍缩短，P 波逐渐升高，PR 间期延长。（图 15-1）

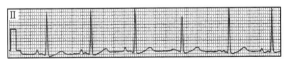

图 15-1　窦房结内游走心律

女，24 岁，体检。PR 间期 0.18 s，心房率 71 bpm，QRS 波群时限 0.06 s。$P_1 \sim P_3$ 直立，$P_4$ 低平，$P_5$ 有切迹，$P_6$ 又开始转为直立，以上 P 波形态改变符合窦房结内游走心律特征。

2. 心电图鉴别：窦房结内游走心律应与呼吸性 P

波变形相鉴别。后者 P 波受呼吸影响，在同一导联中可稍有变形，同时可伴有 QRS 波群形态变化，但 PR 间期恒定；而窦房结内游走心律 PR 间期不固定。

（二）窦房结至房室交界性游走心律

窦房结至房室交界区游走心律是最常见的一种游走心律，也属窦性心律不齐的一种正常变异。与窦性心律不齐相类似，表现为与呼吸有关的周期变化，发生的原因与迷走神经张力相关。

1. 心电图特点：

（1）在同一导联内，P 波的形态、大小、方向逐渐发生改变，由直立变矮小、低平直至倒置，以后又逐渐恢复。

（2）PR 间期逐渐发生改变，由 > 0.12 s 变成 < 0.12 s，则证明节律点由窦房结游至房室交界区。

（3）由于起搏点频率不一，RR 间期不等。

（4）常见房性融合波。（图 15 - 2、图 15 - 3）

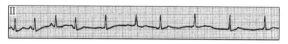

图 15 - 2　窦性心动过速，窦房结至房室交界性游走心律，
短暂性加速性交界性心律

男，46 岁，原发性高血压。$P_1 \sim P_4$ 为窦性 P 波，PR 间期 0.12 s，心房率 115 bpm，QRS 波群时限 0.05 s。$P_5 \sim P_9$ 为逆行 P' 波，PR 间期 0.09 s，心房率 64～94 bpm。

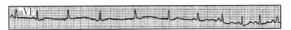

图 15 - 3　窦房结至房室交界性游走心律伴房性融合波

男，18 岁，心肌炎。$P_1 \sim P_2$、$P_7 \sim P_{11}$ 的 PR 间期 0.12 s，QRS 波群时限 0.06 s，为窦性心律，平均心房率 109 bpm。$P_3 \sim P_5$ 为逆行 $P'$ 波，PR 间期 0.09 s，平均心房率 68 bpm。$P_6$ 平坦，介于直立与逆行之间，为房性融合波。

2. 心电图鉴别：

(1) 窦房结游走心律：窦房结内游走心律的 P 波由直立转平坦，但不倒置。

(2) 交界性游走心律：交界性游走心律的逆行 $P'$ 波可出现在 QRS 波群之前、之中、之后，而不转为窦性 P 波。

## 二、并行心律

正常人的心脏起搏点由窦房结发出激动。但在某些情况下，主导心律（常为窦性）和异位 2 个节律点同时各自发出冲动，两者相互竞争控制心房或心室而形成双重心律，称为并行心律，又称为平行收缩。

### (一) 发生原因

并行心律的形成常由于有传入或传出阻滞的存在（图 15 - 4）。一般认为异位起搏点邻近心肌组织存在着保护性阻滞（即传入阻滞），它是一种单向阻滞，可以防止窦性激动入侵，因此异位起搏点有节奏地以自己固定的频率发出激动。由于有传入阻滞持续存在，异位起搏点可以连续发放激动而形成并行心律；有时还导致心动过速。

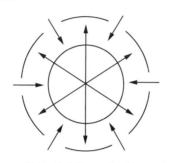

图 15-4　并行心律的传入阻滞及传出阻滞示意图
内圈代表传入阻滞，外圈代表传出阻滞

传出阻滞是指异位心律的起搏点不能在任何时候均可将激动向四周传导（图 15-4 外层圆圈表示），如恰遇周围心肌不应期已过，才能引起心房、心室激动。

（二）心电图特点

并行心律的共同特点为：①各异位搏动与窦性心律之间无固定的偶联间期；②各异位搏动之间的间距有简单的倍数关系；③可见融合波。

并行心律多见于器质性心脏病老年患者，也可见于正常人。室性并行心律多见，房性并行心律、交界性并行心律少见。

1. 室性并行心律：①各室性异位搏动之间无固定的偶联间期；②各室性异位搏动之间的间距呈简单倍数关系；③常见室性融合波，既有室性早搏，又有室性融合波，室性并行心律可能性大（图15-5~图15-7）。

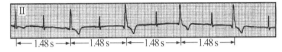

图 15-5 室性并行心律

男，20岁，心肌炎。PR间期 0.16 s，QRS 波群时限 0.05 s，心房率 76 bpm。$R_1$、$R_3$、$R_5$、$R_7$、$R_9$ 提前出现 QRS 波群时限 0.12 s。为室性早搏。偶联间期分别为 0.76 s、0.68 s、0.60 s、0.56 s，有递减现象，但室性异位搏动的间距一致（1.48 s）。

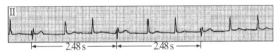

图 15-6 室性并行心律

女，16岁，心肌炎。PR间期 0.12 s，心房率 75 bpm，QRS 波群时限 0.05 s，$R_2$、$R_5$、$R_8$ 提前出现，QRS 波群时限 0.12 s，偶联间期分别为 0.68 s、0.72 s、0.76 s，呈递增现象，但室性异位搏动之间的间距相等（2.48 s）。

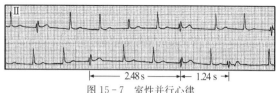

图 15-7　室性并行心律

女，16 岁，心肌炎。Ⅱ导联连续采集：PR 间期 0.12 s，心房率 75 bpm，QRS 波群时限 0.06 s。$R_2$、$R_7$、$R_{10}$、$R_{13}$、$R_{16}$、$R_{18}$ 提前出现，QRS 波群时限>0.12 s，为室性早搏，偶联间期分别为 0.68 s、0.60 s、0.72 s、0.68 s、0.76 s、0.46 s，但室性异位搏动之间的间距有相等或倍数关系。$R_5$ 为室性融合波。

2. 房性并行心律：①房性异位的 P′ 波长－短距离常呈简单倍数关系；②异位 P′ 波无固定的偶联间期；③可见房性融合波（图 15-8、图 15-9）。

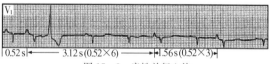

图 15-8　房性并行心律

男，70 岁，肺源性心脏病。PR 间期 0.12 s，心房率 68 bpm，QRS 波群时限 0.06 s。$P_2$、$P_6$、$P_8$ 提前出现，$P_1$ 形态与 $P_2$ 相同，QRS 波群时限与窦性者相同，房性早搏的偶联间期分别为 0.52 s、0.80 s、0.60 s，但异位搏动之间的间距成倍数关系。$P_3$ 为逆 P′，PR 间期 0.16 s，QRS 波群宽大畸形，为多源性房性早搏伴室内差异性传导。P₄ 推后出现，其形态与窦性者不同，为房性早搏后的 P 波形态改变。

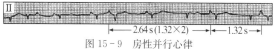

图 15 - 9　房性并行心律

女，30 岁，风湿性心脏病。PR 间期 0.15 s，心房率 64 bpm，QRS 波群时限 0.05 s。P₄、P₇、P₉ 提前出现，P′R 间期0.20 s，偶联间期分别为0.48 s、0.76 s、0.40 s，房性早搏的偶联间期不等，但房性异位搏动之间的间距成倍数关系。

3. 交界性并行心律：①交界区异位搏动偶联间期不固定；②各异位搏动之间的间距有倍数关系；③室性融合波少见（图 15 - 10）。

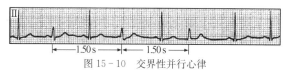

图 15 - 10　交界性并行心律

女，52 岁，原发性高血压。PR 间期 0.14 s，心房率 75 bpm，QRS 波群时限 0.08 s。R₆ 提前出现，QRS 波群时限 0.08 s，偶联间期为0.60 s，为交界性早搏。P₂、P₄ 的 PP 按时出现，R₂、R₄ 的 R 波稍提前，但波形与交界性异位搏动一致，为室性融合波。融合波之间的间期与交界性异位搏动之间的间期相等。

（三）心电图鉴别

室性、房性、交界性并行心律，应与室性、房性、交界性早搏相鉴别。前者偶联间期不等,后者偶联间期固定;前者有最大公约数、最小公倍数,长短异位搏动之间常成倍数关系,而后者无此关系;前者常见融合波,而后者少见。

## 三、反复心律

从心脏的心房、房室交界区或心室发出的激动经过交界区某一逆传而引起心室或心房再次除极,称为反复搏动;连续 3 次或 3 次以上称为反复心律或回头心律。

### (一)房性反复搏动

1. 房性早搏或窦性 PR 间期延长,中间夹一个室上性型 QRS 波群,随后出现一个逆行 P′波。

2. PR 间期延长。

3. 呈 P′-QRS-P′(逆行)顺序,称为完全性房性反复搏动。如下传受阻不紧跟 QRS 波群,称为不完全性反复搏动。(图 15 - 11～图 15 - 13)

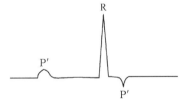

图 15 - 11　房性反复搏动示意图

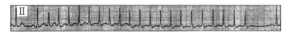

图 15－12　房性反复搏动诱发慢－快速性房室结内折
返性心动过速

　　女，20岁，风湿性心脏病。PR间期0.16 s，QRS波群时限0.06 s。$P_3$提前出现，$P_3'R$间期0.24 s（慢径路前传），$R_3$～$R_{22}$之后有一个逆行 P 波，RP'间期0.09 s，呈 P'-QRS-P'（逆行）的顺序，频率182 bpm，为常见的房性早搏诱发慢-快性房室结内折返性心动过速（AVNRT）。

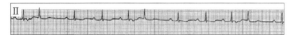

图 15－13　文氏型房室阻滞诱发房性反复搏动四联律

　　女，30岁，风湿性心脏病。窦性 $R_3$、$R_4$、$R_5$ 及 $R_7$、$R_8$、$R_9$ 之前的 PR 间期分别为0.26 s、0.28 s、0.30 s，呈文氏现象。而其房室传导最短时限仍>0.20 s，表明其本身具有一度房室阻滞。心房率75 bpm，QRS波群时限0.05 s，$R_1$、$R_5$、$R_9$ 之后可见逆行 P 波，RP'间期0.13 s，呈 PR 间期（延长)-QRS-P'（逆行）的顺序，T 波平。各逆向 P 波后均紧随一相关的心室波（$R_2$、$R_6$、$R_{10}$），构成房性反复搏动四联律。文氏现象的成因有：①本例在具有一度房室阻滞的基础上，同时合并二度Ⅰ型房室阻滞，因反复搏动而结束文氏周期，使本应脱落的窦性 P 波得以隐匿；②最长的 PR 间期（0.30 s）为真正的房室传导时间，较短的 2 次 PR 间期为反复搏动的长间期后传导改善的映现。

（二）交界性反复搏动

1. 室上性型 QRS 波群-逆行 P′波-室上性型 QRS 波群伴室内差异性传导，因折返至心室时心室正处于相对不应期，则 QRS 波群可伴室内差异性传导（宽大畸形的 QRS 波群）。

2. RP′间期常延长，>0.20 s（使心房有足够的恢复时间）。

3. RR 间期<0.50 s（偶可达 0.64 s）。（图 15 - 14～图 15 - 17）

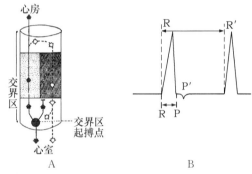

图 15 - 14　交界性反复搏动示意图

由于交界区起搏点发出的激动一方面下传至心室，引起一个 QRS 波群；另一方面的激动可缓慢地通过抑制较轻的途径逆传至心房，产生一个逆行 P 波。在上传之后，激动可通过抑制轻重的途径，即单向阻滞区，由上而下返回下达心室，引起第 2 个 QRS 波群，这样一组波群，称为交界区反复搏动。

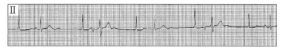

图 15-15　交界性反复与伪反复搏动伴程度
不一交替的室相性差异性传导

　　女，24 岁，心肌炎。$R_1$、$R_3$、$R_5$、$R_7$、$R_9$ 之前未见 P 波，QRS 波群时限 0.06 s，为交界性逸搏。$R_2$、$R_{10}$ 之前有窦性 P 波，PR 间期 0.16 s，QRS 波群时限 0.06 s，但稍变形，为非室相性差异性传导，$R_1R_2$ 和 $R_9R_{10}$ 间期为 0.56 s，呈 QRS-P（直立）-QRS（伴室相性差异性传导）顺序，为逸搏夺获（伪反复搏动）。$R_4$、$R_8$ 之前有逆行 P′ 波，P′R 间期 0.24 s，为隐匿性传导所致的 PR 间期延长，其 QRS 波群时限 0.09 s，伴室相性差异性传导，$R_3R_4$ 间期和 $R_7R_8$ 间期延长，其 QRS 波群时限 0.09 s，伴室相性差异性传导，$R_3R_4$ 和 $R_7R_8$ 间期为 0.52 s，呈 QRS-P′（逆行）-QRS 的顺序，为交界性反复搏动。$R_6$ 之前有双相 P 波，PR 间期 0.16 s，介于两者之间（逆行与直立 P 波）。因该 $R_5P'$ 间期（0.40 s）较 $R_3P'$ 和 $R_7P'$ 间期（0.28 s）延长（达 0.12 s），故应考虑有逆行双径路传导之可能。而夺获和反复搏动之 QRS 波群差异性传导程度轻重交替（包括伴房性融合波的反复搏动）的原因，显然与其各自搏动周期和前周期呈短-长及长-短矛盾改变相关。

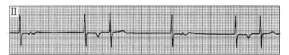

图 15-16　交界性逸搏心律伴逆行双径路交替传导及反复
搏动三联律

　　女，81岁，冠心病。QRS 波群时限 0.08 s，$R_1$～$R_3$ 和
$R_4$～$R_6$ 系 2 组三联律，QRS 波群呈室上性型，各组的第 1、
第 2（$R_1R_2$、$R_4R_5$）和第 2、第 3（$R_2R_3$、$R_5R_6$）搏动间期
恒一，分别为 1.64 和 0.66 s，各波前无窦性 P 波，后于 T 波
降支前（$R_1$、$R_4$）和 T 波中（$R_2$、$R_5$）清晰可辨 2 种形态逆
行 P′ 波：前者 RP′ 间期短（0.24 s），后者 RP′ 间期长
（0.34 s），相差 0.10 s。其 P′P′ 间期亦呈短（1.74 s）、长
（2.16 s）交替，当可除外双重性交界性逸搏心律伴高位起搏
点（逆 P′ 波型）2：1 前向心室传导之可能，而判定 2 种逆
行 P′ 波分别与 $R_1$、$R_4$ 和 $R_2$、$R_5$ 相关，为逆行双径路交替传
导所致。此外，根据 $R_2$～$R_3$ 和 $R_5$～$R_6$ 组成 R-P-R（V-A-V）
序列，本例心电图诊断为单源性交界性逸搏心律伴逆行双径路
交替传导及反复搏动三联律。其逆行双径路交替传导的发生机
制是：①快、慢 2 条径路皆以 2：1 传导阻滞，但不同步，导
致一次循快径路逆传，另一次则沿慢径路逆传；②慢径路 1：1
持续逆行传导，快径路 2：1 传导，当快径路逆传时显示短的
RP′ 间期。

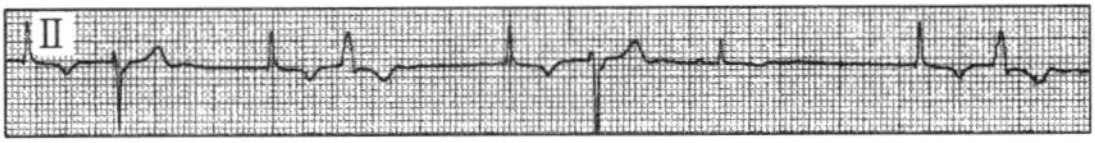

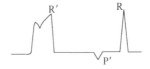

图 15-17  交界性反复搏动伴多形性室内差异性传导二联律

女，52 岁，原发性高血压。$R_1$、$R_3$、$R_5$、$R_8$ 之前未见 P 波，QRS 波群形态相仿，时限 0.06 s，其后可见逆行 $P'$ 波与 T 波重叠，$RP'$ 间期 0.24 s，随后的 QRS 波群形态各异，呈 rS 型（$R_2$、$R_6$）和 Rs 型（$R_4$、$R_9$）交替样改变，时限亦宽窄相间，考虑为室内差异性传导所致。其产生原因可能系 $R_3R_4$ 间期、$R_8R_9$ 间期与 $R_1R_2$ 间期、$R_5R_6$ 间期不同，分别为 0.52 s、0.60 s，致 $P'R$ 期间亦相应差异及 $R_2R_3$ 间期、$R_4R_5$ 间期和 $R_7R_8$ 间期各不恒一综合相关。以上改变构成 QRS（室上性型）-$P'$（逆行）-QRS（伴差异性传导）的顺序。$R_7$ 之前有窦性 P 波，PR 间期 0.16 s，QRS 波群时限 0.06 s，为窦性搏动。

（三）室性反复搏动

1. 宽大畸形 QRS 波群-逆行 $P'$ 波-室上性型 QRS 波群或伴室内差异性传导。

2. $RP'$ 间期及 $P'R$ 间期与交界性反复搏动一致。（图 15-18～图 15～24）

图 15-18  室性反复搏动示意图

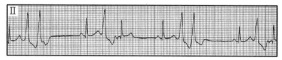

图 15-19　交替发生的成对室性早搏与室性反复
搏动三联律

男，75 岁，冠心病。PR 间期 0.13 s，QRS 波群时限
0.08 s。$R_2$、$R_3$、$R_8$、$R_9$ 提前成对出现，QRS 波群时限
0.12 s，形态宽大畸形，$R_5$、$R_{11}$ 呈 QRS-P′(逆行)-QRS 的顺
序，其中 RP′间期0.40 s，R′R (正常) 间期 0.48 s，形成了交
替发生的成对室性早搏与室性反复搏动三联律。$R_3$ 之后 ST-T
交界区有一窦性 P 波，据此测得 PP 间期1.00 s。反复搏动之
逆行 P′波并未侵及窦房结，于窦房交界区发生了干扰，致窦
性 $R_4$、$R_{10}$ 呈完全代偿，而 $R_{12}$ 之前的 P 波呈轻度倒置，形态
异于 P′波和窦性 P 波，有融合的时间和条件，可确诊为房性
融合波。

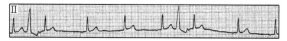

图 15-20　窦性心动过缓及不齐，室性反复搏动

女，48 岁，心肌炎。$R_2$、$R_7$ 的 QRS 波群提前出现，
QRS 波群宽大畸形，时限0.11 s，随后伴一个逆行 P′波，P′R
间期0.15 s，室性异位搏动与正常的 RR 间期0.48 s，呈 QRS-
P′(逆行)-QRS 的顺序。正常的 RR 频率 50～60 bpm。

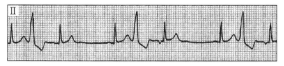

图 15-21　窦性心动过缓，室性反复搏动三联律

男，62 岁，冠心病。PR 间期 0.14 s，心房率 50 bpm，QRS 波群时限 0.06 s。$R_1 \sim R_3$、$R_4 \sim R_6$、$R_7 \sim R_9$ 为 3 组三联律搏动，其中 $R_2$、$R_5$、$R_8$ 的 QRS 波群提前出现，QRS 波群宽大畸形，时限 0.12 s，为室性早搏；其后紧接着一个逆行 $P'$ 波，$R'P'$ 间期和 $P'R$ 间期分别为 0.56 s、0.12 s，呈 QRS-P（逆行）-QRS 的顺序；而 $R_2R_3$ 之间的 P 波介于正常窦性 P 波和逆行 $P'$ 波之间，正负双向，发生时间相吻合，可确诊为房性融合波。

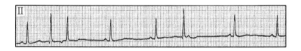

图 15-22　室性反复搏动，窦性心动过缓

男，49 岁，冠心病。PR 间期 0.14 s，心房率 54 bpm，QRS 波群时限 0.06 s。$R_2$、$R_6$ 提前出现，QRS 波群时限与窦性相同，但起始向量相反。$R_6$ 后窦性 P 波按时出现，来自室中隔附近的室性早搏可能性大，但其形态有改变，$R_2$ 之后有一个逆行 $P'$ 波，RR 间期 0.44 s，为室性反复搏动。$P_3P_4$ 间期 1.16 s。此外，$R_2$、$R_6$ 偶联间期稍有差异，差值达 0.10 s，不排除室性并行心律的可能。

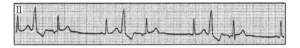

图 15-23　窦性心动过缓，室性反复搏动三联律

男，21 岁，心肌炎。PR 间期 0.12 s，QRS 波群时限 0.06 s。$R_2$、$R_5$、$R_8$ 提前出现，QRS 波群宽大畸形，时限 0.12 s，$R'R$ 期间 0.68 s，呈 QRS-P'（逆行）-QRS 的顺序，连续 3 组，心室率 45 bpm。

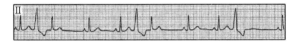

图 15-24　间位性室性早搏，酷似室性反复搏动

女，19 岁，心肌炎。PR 间期 0.13 s，心房率 64 bpm，QRS 波群时限 0.06 s。$R_2$、$R_6$ 提前出现，QRS 波群宽大畸形，时限 0.12 s，无代偿间歇，其后未发现 P 波，但其早搏后的继发性 T 波倒置 0.3 mV，比 $R_{10}$ 的室性早搏继发性 T 波要浅 0.1 mV，可能因前 2 个室性早搏的继发性倒置 T 波内藏有一个直立的 P 波，而使倒置程度变浅。如 T 波倒置加深，说明 T 波内藏有一个逆行 P' 波，应考虑为室性反复搏动，否则为间位性室性早搏。间位性早搏后的 RR 间期相差 0.16 s，为窦性心律不齐。

（四）逸搏夺获

2 个 QRS 波群之间夹着 1 个正常的窦性 P 波，呈 QRS-P（窦性）-QRS（伴室内差异性传导）的顺序，称为逸搏夺获，又称为伪反复搏动（图 15 - 25）。

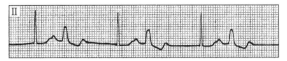

图 15 - 25　逸搏夺获二联律伴室内差异性传导

女，25 岁，心肌炎。R₁、R₃、R₅ 的 QRS 波群时限 0.05 s，并推后出现，其前无 P 波，为交界性逸搏。R₂、R₄、R₆ 提前出现，QRS 波群宽大畸形，时限 0.09 s（室内差异性传导所致），之前有直立的 P 波，PR 间期 0.16 s，为逸搏夺获二联律。本图不完全除外逸搏早搏（房性）二联律伴室内差异性传导的可能，对照原图和延长描记时间有助于判别。

# 第十六章　心电综合征

## 一、预激综合征

心房激动通过正常的途径下传未到达心室之前通过附加传导途径使室上性激动过早地预先激动心室肌，使 PR 间期缩短、QRS 波群增宽而出现起始部粗钝的 Δ 波，称为预激综合征，又称为 W-P-W 综合征。预激综合征可反复出现阵发性室上性心动过速。

### （一）心电图特点

1. 短的 PR 间期<0.12 s。

2. QRS 波群时限 0.11～0.16 s。

3. QRS 波群起始部有钝挫，即有 Δ 波。因其形态像希腊字母 Δ，故称为 Δ 波。

### （二）分型及心电图特点

1. A 型预激综合征：①PR 间期<0.12 s，但仍为窦性 P 波；②QRS 波群时限>0.11 s，QRS 波群在右胸导联 $V_1$～$V_3$ 呈 R 型或 RS 型，酷似右束支阻滞型；③QRS 波群起始部呈钝挫，即有 Δ 波；④PJ 间期正常（<0.26 s）；⑤ST-T 呈继发性改变（图 16 - 1、图 16 - 2）。

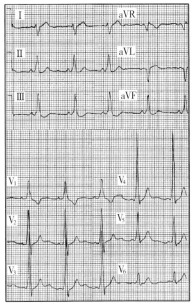

图 16-1　A 型预激综合征

　　男，32 岁，阵发性心悸 5 年。PR 间期0.08 s，心房率 75 bpm，QRS波群宽大畸形，时限＞0.14 s，有 △ 波，$V_1$ 导联呈右束支阻滞型。

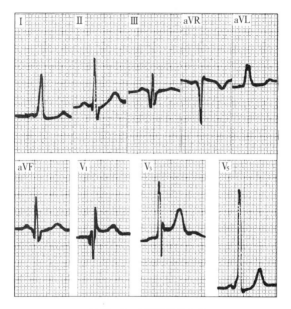

图 16-2　A 型预激综合征

女，25 岁，心悸。PR 间期0.08 s，QRS 波群增宽畸形，时限>0.12 s，有 Δ 波，V₁ 导联呈右束支阻滞型。

2. B 型预激综合征：QRS 波群在右胸导联呈 rS 型或 QS 型，在左胸导联则呈 R 型，酷似左束支阻滞型；其他条件与 A 型预激综合征相同（图 16-3～图 16-13）。

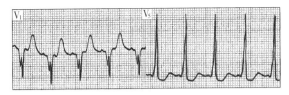

图 16-3 窦性心动过速，B 型预激综合征

女，心悸 3 年。PR 间期 0.08 s，心房率 115 bpm，QRS 波群宽大畸形，时限 >0.12 s，有 Δ 波，呈酷似左束支阻滞型。

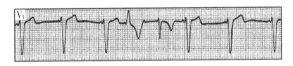

图 16-4 与间位性室性早搏相关的间歇性预激综合征

男，49 岁，冠心病。R₁~R₃ 及 R₆~R₈ 之前的 PR 间期 0.05 s，心房率 71 bpm，QRS 波群宽大畸形，时限 >0.12 s，有 Δ 波酷似左束支阻滞。R₄ 提早发生，QRS 波群时限 0.10 s，呈 qR 型，其前后无相关 P′ 波，为室性早搏。R₄ 之后窦性 P 波按时出现，考虑该早搏因隐匿性逆行传导对房室交界区和旁道的双重影响，致 P₄ 前向传导时，恰逢旁道不应期，而只能循正常传导缓慢下传心室（P₄R 间期 0.32 s），形成既无代偿间歇，亦无预激波的 R₅，显示出间位性室性早搏的特征。

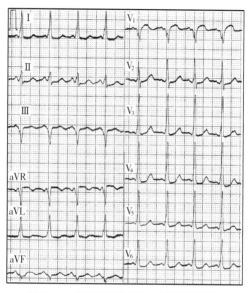

图 16-5　B 型预激综合征（右后间隔旁路）

男，25 岁，心悸，阵发性心动过速。PR 间期 0.10 s，QRS 波群宽大畸形，时限 0.11 s，有 Δ 波，心房率 94 bpm。Ⅲ、aVF 导联呈 QS 型伴有切迹，酷似陈旧性下壁心肌梗死图形，$V_1$ 导联呈 QS 型，酷似陈旧性前间壁心肌梗死图形；由于Ⅲ、aVF 及 $V_1$ 导联主波向下，Ⅱ 导联向上的主波不高，Ⅰ、$V_5$、$V_6$ 导联呈 R 型，主波向上，无 S 波。以上图形改变可考虑此类预激来自于后间隔旁路所致，经心内电生理检查证实为后间隔旁路，经射频消融术治疗成功。

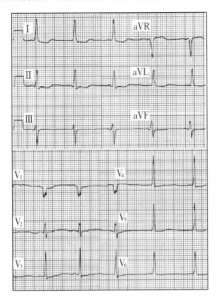

图 16 - 6　非完全性预激综合征

　　男，25 岁，心悸。PR 间期 0.11 s，心房率 79 bpm，QRS 波群时限 0.09 s，有 Δ 波。

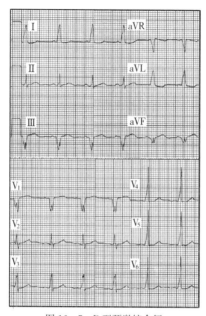

图 16-7 B 型预激综合征

女，32 岁，阵发性心悸，有阵发性心动过速史。PR 间期 0.10 s，QRS 波群宽大畸形，时限＞0.12 s，有 △ 波，心房率 88 bpm，酷似左束支阻滞型。

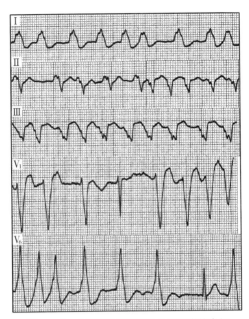

图 16-8　心房颤动伴间歇性 B 型预激综合征

　　男，51 岁，风湿性心脏病，二尖瓣狭窄并关闭不全，因咳嗽、气促加重 1 周入院，已服用洋地黄药物半个月。心界向左下扩大，心率 120 bpm，律绝对不齐，心尖区可闻及双期杂音。单通道记录：P 波消失，f 波代替，心室律绝对不齐，心室率 110 bpm，QRS 波群宽大畸形，时限>0.20 s，有 Δ 波，呈左束支阻滞型（除 $V_1$ 导联 $R_4$ 和 $V_6$ 导联 $R_7$ 外），均有继发性 ST-T 改变。凡是快速性心室率（心房扑动、心房颤动、阵发性室上性心动过速）并发预激综合征患者一般忌用洋地黄类药物，因其可减慢房室传导，使心室更快。如已使用此类药物，要立即停用。

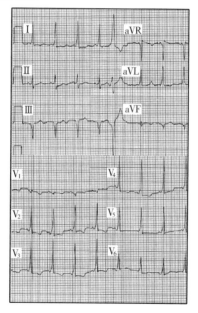

图 16-9　窦性心动过速，不完全性预激综合征伴偶发室上性早搏显示完全性预激

女，36 岁，有阵发性心悸史。PR 间期 0.08 s，心房率 115 bpm，QRS 波群时限 0.09 s。Ⅰ、Ⅱ、Ⅲ 导联 $R_5$ 提前出现，畸形，时限 0.14 s。QRS 波群起始部有较窦性心搏更明显的预激波，其偶联间期 0.76 s，提示其旁道不应期较短。

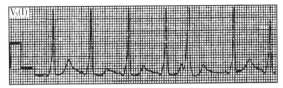

图 16 - 10  预激综合征伴室上性早搏

女，42 岁，心悸，有心律不齐史。PR 间期 0.07 s，心率 84 bpm，QRS 波群时限＞0.12 s，有 Δ 波。$R_5$ 提前出现，与其他窦性 QRS 波群相同，PR 间期 0.06 s，代偿间歇不完全。罕见的是，窦性 $P_1 \sim P_4$ 之 T 波方向各异，$R_1$ 和 $R_6$（早搏后）之 T 波非常相似，可推论该 T 波变化为早搏前 T 波变化。

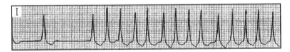

图 16 - 11  预激综合征伴极速性心房颤动

女，50 岁，原发性高血压，心律不齐。$P_1 \sim P_2$ 的心房率 52 bpm，PR 间期 0.09 s，QRS 波群时限 0.12 s，有 Δ 波。提前出现的 $R_3$ 及其后连续快速的（200 bpm）绝对不规整的心室波群。因相仿于 $R_1 \sim R_2$，故应考虑极速性心房颤动合并预激综合征。有学者认为，凡心室率＞180 bpm 的心房颤动都可能为预激综合征或心功能不全所致。

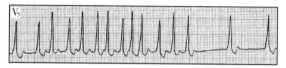

图 16-12　极速性心房颤动伴与频率相关的预激综合征

男，70 岁，冠心病。P 波消失，RR 间期绝对不规整，心室率较快时（为 200 bpm，$R_3 \sim R_{13}$）QRS 波群时限 ≤0.12 s，心室率较慢时（$R_1$、$R_2$、$R_{14}$、$R_{15}$）QRS 波群较宽（0.14~0.16 s），各 R 波前均有不同程度 △ 波。

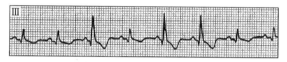

图 16-13　间歇性预激综合征

女，16 岁，心悸。PR 间期 0.14 s，心房率 98 bpm，Ⅲ导联与心房率无关的 $R_3$、$R_5$、$R_6$ 按时出现，可以排除室性融合波。QRS 波群形态增宽，时限 0.11 s，恒定的 PR 间期较其他窦性搏动缩短，而 PJ 间期一致，故考虑为间歇性预激综合征为宜。

3. C 型预激综合征：非常罕见，$V_1 \sim V_2$ 导联的 △ 波与 QRS 波群的主波均向上，$V_5 \sim V_7$ 导联的 △ 波及 QRS 波群的主波向下，呈 Qr 型，易误诊为前壁及后壁心肌梗死。4. 非典型的预激综合征：

（1）马海纤维综合征（Mahaim 型）：①PR 间期正常；②QRS 波群时限增宽；③有 △ 波。

（2）詹氏束综合征（James 型）：又称为 Lown Ganong Levine 综合征（简称 L-G-L 综合征）。①PR 间期缩短＜0.11 s；②无 Δ 波；③QRS 波群形态及时限正常。

（三）心电图鉴别

1. B 型预激综合征与左束支阻滞：B 型预激综合征 $V_1$、$V_2$ 导联常呈 rs 型或 QS 型，$V_5$、$V_6$ 导联呈 R 型，易误诊为左束支阻滞。前者 PR 间期短，有 Δ 波；后者 PR 间期正常。

2. A 型预激综合征与右心室肥大、正后壁心肌梗死、右束支阻滞：前者 PR 间期短，有 Δ 波；后者 PR 间期一般正常。

3. 预激综合征与前间壁、下壁、高侧壁、前侧壁心肌梗死：前者 PR 间期短，有 Δ 波；后者 PR 间期正常。但有时又可掩盖心肌梗死的心电图改变：如心肌梗死伴预激综合征时，可以掩盖坏死型 Q 波，应注意心电图的动态观察，并结合心肌酶学检查及临床症状综合分析加以判断。

4. 间歇性预激综合征与间歇性室性融合波：前者有 Δ 波，PP 间期、PR 间期及 PJ 间期恒定，按时出现；后者 PP 间期按时出现，而 R 波提前出现，PR 间期、PJ 间期常有变化，QRS 波群形态介于正常窦性及异位两者之间。

5. 合并室上性心动过速与室性心动过速：预激综合征常易发生房室折返性心动过速，但 QRS 波群的时限和形态多属正常。如伴心室内差异性传导，QRS波群可宽大畸形，酷似室性心动过速。①合并室上性心动过速时，发作前后有典型的预激波。②合并室上性心动过速时，RR间期整齐；而室性心动过速时，RR间期可稍不规整，常见心室夺获、室性融合波和房室分离。

6. 合并心房颤动与室性心动过速：①前者心室律绝对不规整，而后者有时规整；②前者有Δ波，而后者无Δ波，常见于房室分离，可见心室夺获；③前者有心动过速发作史，常发生于无心脏病患者，而后者多发生于心脏病患者。

7. 左心室肥大：预激综合征时，由于QRS波群传导异常，常有电轴左偏，左心室电压异常增高，不能草率下左心室肥大的诊断。

## 二、病态窦房结综合征

病态窦房结综合征（sick sinus syndrome，SSS）是由于窦房结动脉供血不足引起功能性减退，并伴有起搏、传导系统和其他部位病变所引起的心律失常。其产生原因较多，除冠心病、心肌炎、心肌病、原发性高血压外，有一部分尚未查清病因。其心电图特点为：

1. 出现持久性窦性心动过缓（常<50 bpm，少数<30 bpm），常有逸搏及逸搏心律（又称为恶性的窦性

心动过缓)。

2. 窦房阻滞或窦性停搏。

3. 常出现快速性室上性心律失常如阵发性室上性心动过速、心房扑动、心房颤动，因此称为快慢综合征。

4. 合并多级房室阻滞及室内传导异常。

5. 可采用阿托品试验来协助诊断。注射阿托品后心房率<90 bpm 者，说明有窦房结功能不全表现。(图 16 - 14、图 16 - 15)

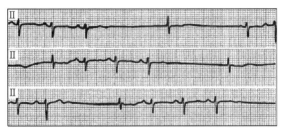

图 16 - 14　窦房阻滞或窦性停搏，交界性逸搏伴非室相性差异性传导，房性早搏伴非室相性差异性传导

男，65 岁，原发性高血压，冠心病，糖尿病，病态窦房结综合征，昏倒过 2 次。Ⅱ导联连续记录：PR 间期 0.16 s，QRS 波群时限 0.07 s，$R_4$、$R_7$、$R_{11}$、$R_{14}$ 之前后未见 P 波，QRS 波群形态与窦性者不同，但时限未增宽。$R_{13}$ 提前出现，PR 间期 0.24 s，比窦性者延长 0.08 s，为房性早搏，QRS 波群形态有所改变，但时限未变。

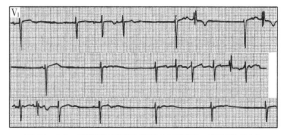

图 16-15　短暂性多源性房性心动过速，交界性逸搏，
短暂交界性逸搏心律，逸搏伴室内差异性
传导，窦房阻滞或窦性停搏

　　男，66 岁，原发性高血压，冠心病，病态窦房结综合征，出现过 4 次阿-斯综合征。$V_1$ 导联连续记录 $R_3$、$R_4$、$R_6$、$R_8$、$R_{15}$ 之前有窦性 P 波，PR 间期 $>0.25$ s，为心室夺获伴隐匿性 PR 间期延长；$R_2$、$R_5$、$R_7$、$R_9 \sim R_{11}$ 及 $R_{21} \sim R_{23}$ 之前未见 P 波，QRS 波群时限 0.08 s，$R_6$、$R_8$、$R_{15}$ 的 QRS 波群呈 $rsR'$ 型，QRS 波群时限 0.10 s。$R_{12}$ 提前出现，之前有负向 P' 波，$P'R$ 间期 $>0.12$ s，之后的 P' 波形态各异，心房率 214 bpm，为多源性房性心动过速。

# 第十七章　其他心脏疾病

## 一、急性心包炎

心包本身的炎症不会出现心电图异常，而是由于炎症波及心脏外膜下心肌使心电图发生病理性改变，所以心电图对心包炎的诊断以及预后均有一定的临床价值。

（一）心电图特点

1. 除 aVR 导联外，其余导联 ST 段普遍弓背型向下抬高，一般＜0.5 mV，Ⅰ、Ⅱ、$V_5$、$V_6$ 导联较明显。这是诊断急性心包炎的主要指标。但 ST 段抬高一般不超过 1 周，有的仅数小时。这是由于心包的炎症主要损伤心肌较表层，不太严重，易消失。

2. T 波在急性期为直立，待 ST 段恢复至等电位线后，T 波才逐渐变低平至倒置。

3. QRS 波群低电压：由于心包内有渗出性积液导致心肌电流短路而有低电压改变。病情好转后，电压可恢复正常。

4. 窦性心动过速。

（二）心电图鉴别

急性心包炎应与急性心肌梗死相鉴别：①前者 ST 段除 aVR 导联外，其他导联普遍呈弓背型向下抬高，与直立的 T 波不形成单向曲线；后者在同一解剖的导联上 ST 段呈弓背型向上抬高，与直立的 T 波形成单向曲线。②前者无明显 Q 波；而后者 Q 波明显。

## 二、慢性心包炎

慢性心包炎又称为慢性缩窄性心包炎。其心电图特点为：

1. QRS 波群低电压，各肢体导联及胸导联 QRS 波群电压分别低于0.5 mV、0.8 mV。可能由于心肌纤维发生萎缩，心包粘连或呈厚的瘢痕，而导电能力减弱所致。

2. ST 段稍压低。

3. T 波改变，在多数导联中 T 波低平或倒置。

4. 常出现室性心动过速，少数患者可发生心房颤动、心房扑动。（图 17 - 1、图 17 - 2）

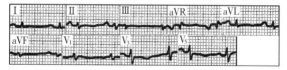

图 17 - 1　窦性心动过速，肢体导联及胸导联 QRS 波
　　　　　群低电压，T 波普遍低平，示心肌受损

女，13岁，心悸、气促、腹部胀痛1年半，加重伴发绀1个月入院。体格检查：颈静脉充盈，心界向左下扩大，心音遥远，有腹水征。临床诊断：结核性缩窄性心包炎。肢体导联及胸导联 QRS 波群低电压，T 波普遍低平。心室率 115 bpm，PR 间期0.16 s，QRS 波群时限 0.06 s。

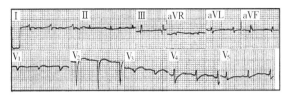

图 17 - 2　窦性心动过速，ST-T 改变示心肌病变

女，36岁，心包积液，缩窄性心包炎。RR 间期规整，PR 间期 0.12 s，心房率 107 bpm。QRS 波群时限 0.06 s，QRS 波群电压：Ⅰ ＋ Ⅱ ＋ Ⅲ ＜ 1.5 mV，其中 Ⅲ 导联 ＞0.5 mV，胸导联 $V_1$、$V_3 \sim V_5$ ＜0.7 mV，为肢体导联及多个胸导联 QRS 波群低电压，T 波普遍低平。

## 三、心肌炎和心肌病

### （一）心肌炎

1. ST 段压低，T 波低平或倒置。

2. QT 间期延长。

3. 可出现多种传导阻滞，以房室阻滞常见。

4. 个别病例酷似急性心肌梗死的改变。（图17 - 3～图 17 - 7）

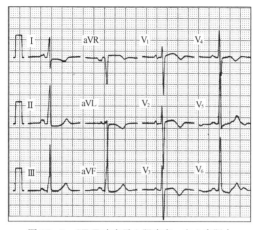

图 17 - 3　ST-T 改变示心肌病变，左心房肥大

女，33 岁，红斑狼疮性心肌炎，心功能Ⅲ级。PR 间期 0.12 s，QRS 波群时限 0.08 s。Ⅰ、Ⅱ、aVF、V₆ 导联 ST 段水平型压低 0.1 mV，V₁～V₄、Ⅰ、aVL 导联 T 波倒置。Ⅰ、aVR 导联 P 波有轻度切迹，后峰高于前峰。

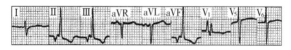

图 17 - 4　交界性心律，右心室肥大，右心房
负荷过重

男，11 岁，心肌炎。单通道记录：P 波在Ⅱ、Ⅲ、aVF 导联倒置，在 aVR 导联直立，PR 间期 0.08 s，在 V₅～V₆ 导联平

坦，PtIV$_1$＋0.04 mm·s，QRS 波群时限0.06 s，电轴＋90°，Rv$_1$＋Sv$_5$＞1.4 mV。

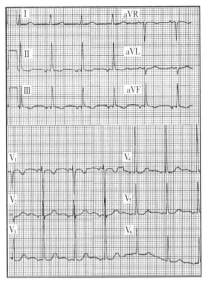

图 17-5　左心房心律，心肌病变

　　女，27 岁，感冒后出现胸闷、心前区不适伴气促 1 周。临床诊断：心肌炎。Ⅱ、Ⅲ、aVF、V$_1$～V$_6$ 导联 P 波均倒置，aVR 导联 P 波直立，PR 间期 0.10 s，QRS 波群时限 0.06 s，心房率 82 bpm，Ⅰ、Ⅱ、aVF 导联 T 波倒置，V$_4$～V$_6$ 导联 T 波低值。V$_4$～V$_6$ 导联 ST 段稍水平型压低。

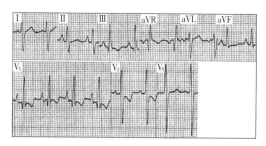

图 17-6 右心房、右心室肥大

女，27 岁，病毒性心肌炎。PR 间期 0.13 s，心房率 96 bpm，Ⅱ、Ⅲ、aVF、$V_1$ 导联 P 波高 0.3 mV，QRS 波群时限 0.10 s，电轴 +101°，$Sv_5 > 2.4$ mV。$V_1$ 导联呈 qRs 型，为右心室肥大所致，不考虑不完全性右束支阻滞。

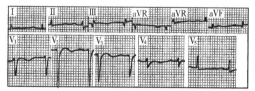

图 17-7 窦性心动过速，肢体导联及胸导联 QRS 波群低电压，T 波改变示心肌病变

男，44 岁，突起气促、面色苍白入院。口唇发绀，心率 160 bpm，呼吸 60 bpm。临床诊断：心肌炎，心包积液，急性心力衰竭，肺气肿。PR 间期 0.16 s，QRS 波群时限 0.05 s，心房率 120 bpm，T 波普遍低平。QRS 波群电压：Ⅰ+Ⅱ+Ⅲ 导联 <0.9 mV，$V_4$、$V_5 < 0.8$ mV。

（二）心肌病

1. 心室肥大心电图改变。
2. ST 段压低、T 波低平或倒置。
3. 个别导联出现异常 Q 波，但无 ST-T 演变过程。
4. 室内阻滞，以束支阻滞为常见。
5. 常见多种心律失常，室性早搏最为多见。

## 四、肺源性心脏病

（一）急性肺源性心脏病

急性肺源性心脏病非常罕见，系肺动脉发生血栓或栓塞后，使肺循环阻力急剧增加，引起右心室急性扩张。需结合患者病史，突然出现休克、气促、发绀、心前区疼痛等才能诊断为急性肺源性心脏病（或肺梗死）。

1. 心电图特点：① $S_I$、$Q_{III}$ 及 $T_{III}$ 倒置（Q 波 < 0.03 s），$V_1 \sim V_3$ 导联 T 波倒置，个别情况 $V_1$ 导联可出现异常 Q 波；② I、II、aVL、aVF 导联及多个胸导联 ST 段压低，aVR 导联 ST 段抬高；③可出现室上性心律失常；④PR 间期正常；⑤电轴右偏；⑥可出现不完全性右束支阻滞。（图 5 - 18）

2. 心电图鉴别：急性肺源性心脏病应与急性下壁心肌梗死相鉴别。前者 $Q_{III、aVF} < 0.03$ s，$V_1 \sim V_3$ 导联 T 波倒置，异常 Q 波数天内可消失；而后者 Q 波宽而深，异常 Q 波不易消失，$V_1 \sim V_3$ 导联 T 波直立。

（二）慢性肺源性心脏病

1977 年全国第 2 次肺源性心脏病专业会议对慢性

肺源性心脏病的心电图诊断标准作出如下修订。

1. 主要条件：①额面平均电轴≥+90°；②$V_1$ 导联 R/S＞1；③ $V_5$ 导联 R/S＜1；④ $Rv_1$ ＋ $Sv_5$ ＞1.05 mV；⑤aVR 导联 R/S＞1 或 R/Q≥1；⑥$V_1 \sim V_3$ 导联呈 QS、Qr、qr 型（除外心肌梗死）；⑦肺性 P 波，P 波电压≥0.22 mV 或 P 波电压≥0.2 mV，呈尖峰型，结合 P 波电轴＞+80°；或当低电压时，P 波电压＞1/2R，呈尖峰型，结合 P 波电轴＞+80°。

2. 次要条件：①肢体导联 QRS 波群低电压；②右束支阻滞（不完全性或完全性）。

具有以上 1 项主要条件即可诊断，2 项次要条件为可疑肺源性心脏病的心电图表现（图17-8、图 17-9）。

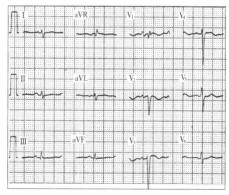

图 17-8　不完全性右束支阻滞，右心室肥大

男，58岁，咳嗽40年，加剧1年，气促2个月，双肺弥漫性病变，血行播散性肺结核、肺癌。心率108 bpm，心音低钝。PR间期0.16 s，QRS波群时限0.08 s，电轴＋112°，Ⅰ＋Ⅱ＋Ⅲ导联QRS波群电压＜1.2 mV，肢体导联QRS波群低电压，$V_1$导联呈qrS型，$V_2$导联呈QS型，$V_5$导联R/S＜1，$S_{V_5}$ 0.8 mV，可能为右心室肥大所致。

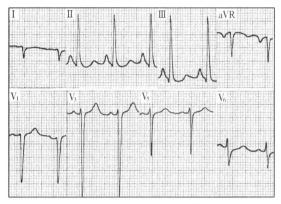

图17 - 9　右心房、右心室肥大

　　男，51岁，原发性高血压，肺源性心脏病。PR间期0.13 s，心房率99 bpm，Ⅱ、Ⅲ、aVF导联P波高0.4 mV，QRS波群时限0.06 s，电轴＋96°，$V_1$、$V_3$、$V_5$、$V_6$导联的R/S＜1。

### 五、甲状腺功能亢进症

　　1. 常见窦性心动过速。病程较长者，可出现早搏、阵发性室上性心动过速、心房扑动、心房颤动。

2. PR 间期正常，但可延长。

3. 常出现 ST 段压低，T 波倒置。可能与心动过速有关，亦可能由于心肌的耗氧量增加而引起冠状动脉供血不足。

4. 常见 P 波高尖，可能由于肺循环血量增多所致。（图 17 - 10）

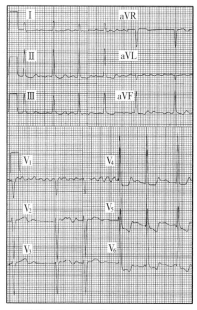

图 17 - 10　心房颤动，左心室肥大

女，38 岁，甲状腺功能亢进症。P 波消失，f 波代替，心房率约 375 bpm，心室律绝对不齐，心室率约 90 bpm，QRS 波群时限 0.09 s，Rv$_5$ 4.3 mV，Rv$_6$ 3.2 mV。V$_4$、V$_6$ 导联 ST 段水平型压低 0.15 mV，V$_5$、V$_6$ 导联 T 波倒置。

## 六、二尖瓣狭窄及关闭不全

大部分二尖瓣狭窄患者由风湿性心内膜炎引起。二尖瓣狭窄及关闭不全的心电图特点为：

1. 左心房扩大（又称为二尖瓣 P 波）。

2. 右心室肥大。

3. 心律失常，常有房性早搏，可见阵发性室上性心动过速、心房颤动及心房扑动等。（图 17 - 11、图17 -12）

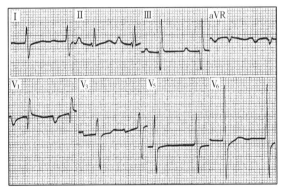

图 17 - 11　左心房肥大，右心室肥大

男，27 岁，风湿性心脏病，二尖瓣狭窄及关闭不全，心脏扩大。心房率 96 bpm，心尖区第一心音增强，可闻及舒张期杂音伴震颤。PtfV$_1$ -0.08 mm·s，QRS 波群时限 0.08 s，V$_1$ 导联呈 qR 型，Rv$_1$ +Sv$_5$ 1.7 mV，Rv$_6$ >Rv$_5$；V$_5$、V$_6$ 导联 T 波低平，为左心室劳损表现。PR 间期 0.24 s，考虑一度房室阻滞所致。

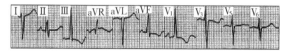

图 17 - 12　左心房肥大，右心室肥大，右心房负荷过重

女，23 岁，风湿性心脏病，二尖瓣狭窄。单通道记录：PR 间期 0.18 s，Ⅰ、aVL 导联 P 波有明显切迹，PtI +0.04 mm·s，QRS 波群时限 0.07 s，电轴 +127°，Rv$_1$ +Sv$_5$ =3mV，R$_{aVR}$ 0.6 mV，Ⅲ、aVF、V$_1$ 导联 T 波倒置。

## 七、先天性心脏病

### （一）右位心

1. 心电图特点：①Ⅰ、aVL 导联 P-QRS-T 倒置，Ⅱ导联类似正常Ⅲ导联波形，Ⅲ导联类似正常Ⅱ导联波形；②aVL 导联类似正常 aVR 导联波形，而 aVR 导联类似正常 aVL 导联波形，胸导联及 aVF 导联不变；③V$_1$ ~V$_6$ 导联 R 波逐渐降低，而 V$_3$R、V$_4$R、V$_5$R 导联的 QRS 波群与正常 V$_3$、V$_4$、V$_5$ 导联的 QRS 波群相同（图 17 - 13、图 17 - 14）。

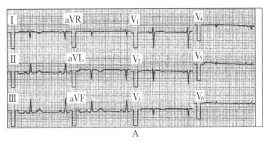

A

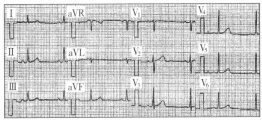

B

图 17-13　右位心

男，34岁，体格检查。图 A：PR 间期 0.18 s，心房率 68 bpm，QRS 波群时限 0.06 s。Ⅰ、aVL 导联 P、QRS、T 波全部朝下，$P_{aVR}$ 平，QRS 波群在 aVR 导联呈 rs 型，aVL 导联呈 QS 型，$V_1$ 导联呈 rs 型。$V_1 \sim V_5$ 导联 R 波及 S 波递减，$V_4 \sim V_6$ 导联 R 波及 S 波细小。以上改变符合右位心心电图改变，应将波形改变后再进行分析。Ⅰ导联反映（全部反过来），Ⅱ导联改Ⅲ导联，Ⅲ导联改Ⅱ导联，aVR 导联改 aVL 导联、

aVL 导联改 aVR 导联，aVF 导联不变，胸导联改从 $V_3R \sim$ $V_6R$ 作图。图 B：左、右手反接，将胸导联 $V_1$ 改为 $V_2$，$V_2$ 改为 $V_1$，$V_3R \sim V_6R$ 代替 $V_3 \sim V_6$，心房率 79 bpm，PR 间期 0.16 s，这样就成为一帧正常心电图。

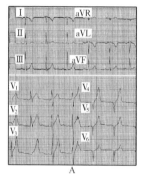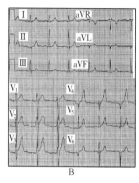

图 17-14　酷似右位心的左、右手反接

男，18 岁。图 A：Ⅰ、aVL 导联 P 波倒置，Ⅱ、Ⅲ、aVR 导联 P 波直立，QRS 波群时限 0.06 s，酷似右位心，但 $V_4 \sim V_6$ 导联 R 波较高，T 波直立，不像右位心，可能为左、右手反接所致。图 B：将左、右手过来重作，或者将 Ⅰ 导联反映（全部倒过来看），Ⅱ 导联改 Ⅲ 导联，Ⅲ 导联改 Ⅱ 导联，aVR 导联改 aVL 导联，aVL 导联改 aVR 导联，aVF 导联及胸导联不变，再来分析。

2. 心电图鉴别：右位心应与左、右手导联线错接相鉴别。后者不会有胸导联心电图改变，也不必再全部重作，把 Ⅱ、Ⅲ 导联互换，aVR 导联与 aVL 导联互换，把Ⅰ导联写成"反映"或重作即可。

（二）房间隔缺损

1. 不完全性右束支阻滞较为常见，完全性右束支阻滞较为少见。

2. 右心室肥大。

3. 右心房肥大。

4. 少数房间隔缺损患者心电图正常。（图17-15、图17-16）

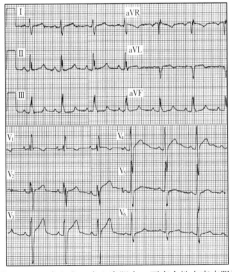

图17-15　右心室、右心房肥大，不完全性右束支阻滞

女，8 岁，房间隔缺损。心脏彩色 B 超诊断：右心室、右心房肥大，房间隔缺损。PR 间期 0.18 s，心房率 79 bpm，QRS 波群时限 0.10 s，电轴 +98°，$V_1$ 导联呈 rsR′型，$Rv_1$ 0.7 mV，$Sv_5$ 0.8 mV，$P_{II}$ 0.25 mV。

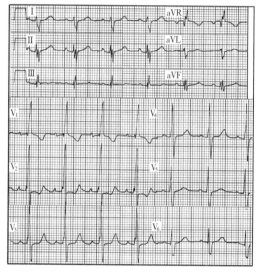

图 17-16　右心室肥大劳损，不完全性右束支阻滞

男，17 岁，先天性心脏病（房间隔缺损）。PR 间期 0.16 s，心房率 75 bpm，QRS 波群时限 0.08 s，电轴 +168°。$Rv_1 + Sv_5$ 4.6 mV，$Tv_1$ 倒置，$V_1$ 导联呈 rsR′型。

（三）室间隔缺损

1. 右心室肥大，$V_1$、$V_2$ 导联呈 R、RS 型或 rSR′型，R′波异常增高。

2. 左心房肥大。

3. 左心室肥大。（图 17-17）

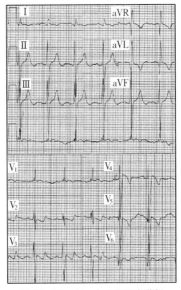

图 17-17　左、右心室肥大劳损

男，15岁，室间隔缺损，肺动脉高压。PR 间期 0.13 s，心房率 86 bpm，QRS 波群时限 0.08 s，电轴 −36°，$R_{aVR}$

0.8 mV，$R_{aVL}$ 1.2 mV，$Rv_1 + Sv_5 = 2.8$ mV，$V_1$、$V_4 \sim V_6$ 导联 T 波倒置 0.1~0.5 mV。

（四）动脉导管未闭

动脉导管未闭常见左心室肥大、电轴左偏，Ⅱ、Ⅲ、aVF、$V_5$、$V_6$ 导联 R 波异常增高，ST 段抬高，T 波直立而对称，可能系伴左心室舒张期负荷过重所致。如有右心室肥大，应考虑合并其他先天性畸形。（图17-18）

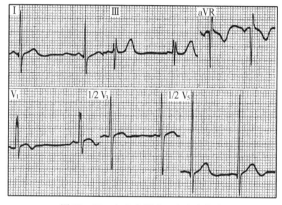

图 17-18　左心室肥大，右心室肥大

男，7 岁，动脉导管未闭。单通道记录：PR 间期 0.13 s，心房率 75±bpm，QRS 波群时限 0.08 s，$V_1$ 导联 R/S>1，$Rv_1$ 1.1 mV，$Rv_5 > 3.1$ mV，$Sv_5$ 0.8 mV，$Tv_1$ 倒置，$Tv_5$ 低值。

（五）法洛四联症

法洛四联症包括肺动脉狭窄、室间隔缺损、主动脉骑跨及右心室肥大。其心电图特点为：

1. 右心室肥大。

2. 右心房肥大。

3. Ⅱ、Ⅲ、aVF、$V_1$、$V_2$ 导联 ST 段压低，T 波倒置。

4. 部分患者可见房室阻滞或不完全性右束支阻滞。

（图 17-19、图 17-20）

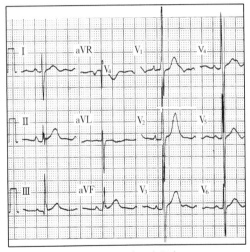

图 17-19　右心室肥大

男，12 岁，法洛四联症。PR 间期0.16 s，QRS波群时限

0.08 s，电轴＋110°，$Rv_1＋Sv_5＝4.8$ mV。

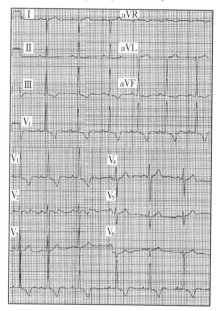

图 17-20　窦性心律不齐，右心室、右心房肥大

男，16岁，法洛四联症。心脏彩色 B 超诊断：先天性心脏病复杂畸形，法洛四联症，主动脉骑跨于室间隔之上，右心房、右心室肥大，右心室流出道狭窄，肺动脉狭窄。均系 1/2电压，PR 间期0.16 s，PP 间期不规整，相差0.24 s，心房率75 bpm，QRS 波群时限 0.08 s，电轴＋150°，$P_{II}$ 高0.26 mV，

$V_1$ 导联 ST 段下斜型压低 0.2 mV。$V_1$ 导联 T 波倒置，Ⅱ、aVF 导联 T 波轻度倒置。

（六）肺动脉瓣狭窄

1. 右心室肥大。

2. 右心房肥大。

3. 胸导联 T 波倒置。（图 17-21、图 17-22）

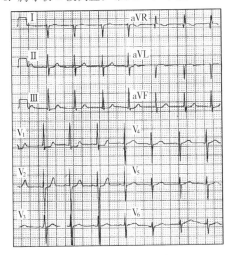

图 17-21　右心室肥大

女，6 岁，先天性心脏病（肺动脉瓣狭窄）。心脏彩色 B 超诊断：先天性心脏病，肺动脉瓣狭窄，右心室肥大，右心房高值。PR 间期 0.12 s，心房率 94 bpm，QRS 波群时限 0.06 s，电轴+138°，$R_{aVR}$ 0.5 mV，$Rv_1 + Sv_5 = 4.2$ mV，$V_1$ 导联 ST 段水平型压低0.1 mV。

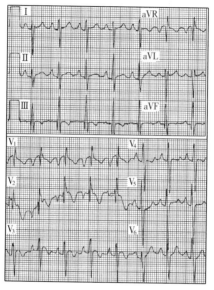

图 17‑22　窦性心动过速，左、右心房肥大及右心室肥大

男，10岁，漏斗胸。心率 120 bpm，律齐，$P_2 > A_2$，肺动脉瓣第二音分裂。PR 间期0.16 s，RR 间期规整，频率107 bpm，QRS 波群时限 0.10 s，电轴+107°，$PtfV_1$ −0.10 mm·s，$P_I$ 0.3 mV，$V_1$ 导联呈 QR 型，$V_5$ 导联 R/S<1，$V_6$ 导联呈 qRS 型，$Tv_1$ 倒置。

# 第十八章　电解质紊乱和药物影响

## 一、电解质影响

正常情况下心肌细胞内外各种电解质维持动态平衡，如因疾病或其他因素使之失衡而造成电解质的浓度升降，将影响心肌代谢，造成心电图的相应改变。

### （一）高血钾

细胞外血钾浓度＞5.5 mmol/L，称为高血钾。其心电图特点为：

1. T 波高尖，双肢对称，呈帐篷型改变。

2. QRS 波群时限逐渐增宽，R 波降低，S 波加深，ST 段压低。

3. P 波增宽，幅度降低，PR 间期延长，心率减慢，P 波逐渐消失。

4. 严重高血钾时，可出现多种心律失常，如室性心动过速、心室扑动、心室颤动，甚至全心停搏。（图 18 - 1～图 18 - 3）

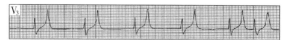

图 18-1　高血钾引起的窦室传导和 2∶1 窦室阻滞

女，40 岁，尿毒症，7 天无尿，肾衰竭。$V_3$ 导联 P 波消失，QRS 波群增宽＞0.12 s，T 波高尖对称，＞1.2 mV，呈帐篷型改变，心室率 50 bpm。$R_1 \sim R_5$ 各间期变化为 1.24～1.28 s，是短间期（$R_5 R_6$）的 2 倍。

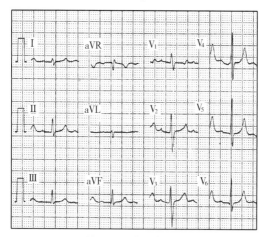

图 18-2　轻度高血钾

男，48 岁，尿毒症，血钾 5.6 mmol/L。胸导联 T 波较高尖对称，QT 间期 0.32 s，QRS 波群时限 0.08 s，PR 间期 0.20 s。

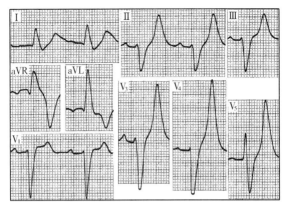

图 18-3　高血钾，室内阻滞

男，45 岁，尿毒症，5 天无尿，血钾 7.8 mmol/L。PR 间期 0.24 s，心室率 68 bpm，QRS 波群时限 0.20 s，T 波高耸，$V_3$、$V_5$ 导联 T 波高 2~2.5 mV。

（二）低血钾

细胞外血钾浓度 < 3.5 mmol/L，称为低血钾，是电解质紊乱中最常见的一种。其心电图特点为：

1. T 波幅度降低，甚至倒置，有时形成拱桥型 T 波。

2. U 波明显（特别是 $V_3$ 导联），U 波 ≥ 1/2 T 波是诊断低血钾依据之一。

3. ST 段压低 > 0.05 mV，QT 间期延长，实质上是 TU 融合而形成 QU 间期所致。

4. 严重时，可导致多种心律失常，最常见的是室

性早搏，甚至发生室性心动过速、心室扑动、心室颤动等。（图 18-4～图 18-14）

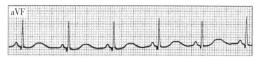

图 18-4　低血钾引起拱桥型 T 波

女，49 岁，原发性高血压，乏力，血钾 2.8 mmol/L。PR 间期 0.12 s，心房率 76 bpm，QRS 波群时限 0.06 s，TU 融合，呈拱桥型，QT 间期 0.48 s。

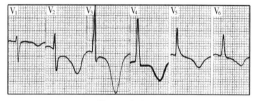

图 18-5　棉子油中毒引起的低血钾

女，28 岁，长期服用棉子油引起中毒，血钾 1.7 mmol/L。QRS 波群时限 0.08 s，胸导联：$V_2$～$V_6$ 导联 ST 段下斜型压低 0.1～0.3 mV，T 波倒置 0.3～1.5 mV，QT 间期 0.52 s。

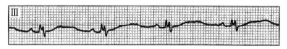

图 18-6　窦性心动过缓，低血钾引起平顶拱桥型 T 波

女，26 岁，风湿性心脏病，心力衰竭，大剂量利尿后血钾2.6 mmol/L。PR 间期 0.16 s，心房率 61 bpm，QRS 波群时限 0.08 s。TU 融合，QT 间期延长至0.64 s，T 波呈平顶拱桥型。

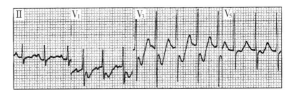

图 18-7　窦性心动过速，UP 融合型低血钾

女，1.5 岁。听诊心率 160 bpm，律齐，心音低钝，血压60/40 mmHg。临床诊断：洋地黄中毒，中毒性心肌炎，低钾血症。PR 间期0.10 s，心房率 187 bpm，QRS 波群时限 0.04 s，QT 间期0.17 s，明显缩短。$V_3$、$V_5$ 导联 T 波倒置，倒置的 T 波后紧接着一个向上的 U 波与 P 波融合，易误诊为双向性 T 波（先负后正），$V_5$ 导联 TU 分界清楚，倒置的 T 波后出现一个直立的 U 波，并非双向性 T 波。因 II 导联的 P 波不高，所以 $V_3$、$V_5$ 较高的并非 P 波，而是 UP 融合所致。

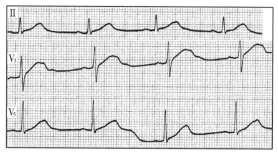

图 18-8　窦性心动过缓，TU 融合型低血钾

男，51 岁，冠心病。因多发室性早搏而用胺碘酮治疗后。心界不大，心律不齐，心室率 58 bpm，心音普遍低钝，无杂音，血压 100/70 mmHg。PR 间期 0.18 s，心房率 52 bpm，QRS 波群时限 0.09 s，QT 间期 0.45 s，T 波尚未结束，紧接着出现 U 波，形成 TU 融合。在服用胺碘酮的患者中，如出现 QT 间期延长、TU 融合，应考虑是中毒表现并立即停药。

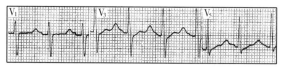

图 18-9　窦性心动过速，U 波明显的低血钾

女，20 岁，听诊心率 120 bpm，律齐，无杂音，因大面积烧伤（70%）出现败血症，血钾 2.5 mmol/L。PR 间期 0.12 s，心房率 125 bpm，QRS 波群时限 0.07 s。V₁、V₃、V₅ 导联 T 波低平，T 波后紧接着一个高大 U 波。

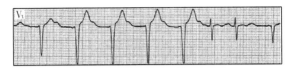

图 18 - 10 低血钾引起加速性室性自主心律

男，31岁，重症肌无力，血钾2.4 mmol/L。$R_1 \sim R_5$ 的 QRS波群宽大畸形，时限0.12 s，R 波前后未见相关的 P 波，RR 间期规整，频率 63 bpm，为短暂性加速性室性自主心律。$R_6$ 及 $R_7$ 提前出现，QRS 波群时限0.10 s，PR 间期 0.16 s，为心室夺获，$R_8$ 推后出现，QRS 波群时限0.10 s，之前有窦性 P 波，PR 间期0.09 s，波形介于两者之间，为交界性逸搏。室性融合波的 T 波后有一个明显的 U 波。

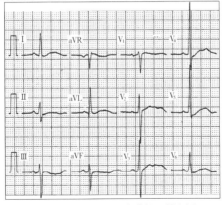

图 18 - 11 左心室肥大劳损，低血钾

男，60 岁，原发性高血压 15 年，长期服用抗高血压药，肢体乏力，血钾2.8 mmol/L。PR 间期 0.13 s，QRS 波群时限 0.07 s，$R_{aVL} > 1.3$ mV，$R_{V_5}$ 2.6 mV，电轴－30°，Ⅰ、Ⅱ、aVL 导联及 $V_6$ 导联 T 波呈拱桥型，$V_2 \sim V_4$ 导联 T 波呈双峰型，TU 融合。QTU 间期0.60 s。

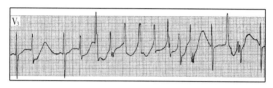

图 18－12　低血钾引起的多形性室性心动过速

男，64 岁，肝硬化，腹水。血钾1.6 mmol/L。$V_3$ 导联描图，$R_1$、$R_3$、$R_{16}$ 之前的 PR 间期 0.12 s，QRS 波群时限 0.06 s，$R_2$、$R_4 \sim R_{15}$ 提前出现，频率 136±bpm，QRS 波群时限 0.09～0.12 s，形态各异，但均朝上。

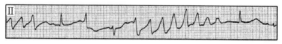

图 18－13　低血钾引起尖端扭转型室性心动过速

男，57 岁，肺源性心脏病，心力衰竭，低钾血症。血钾 1.4 mmol/L。$R_1 \sim R_3$、$R_8 \sim R_{14}$ 的 QRS 波群呈现以基线为轴上、下扭转的现象，QRS 波群时限 0.16 s，频率 175±bpm。

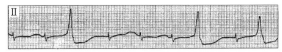

图 18-14　低血钾引起的室性早搏

男，26岁，慢性肾炎引起尿毒症。血钾 1.8 mmol/L。
$R_1 \sim R_2$ 及 $R_4 \sim R_5$，$R_8$ 其前的 PR 间期 0.12 s，心房率 94 bpm，
QRS 波群时限 0.07 s。$R_3$、$R_7$、$R_9$ 提前出现，QRS 波群宽大
畸形，时限>0.12 s，但无继发性 T 波改变。因低血钾可影响
心室复极，出现 TU 融合，导致无继发性 T 波改变，而转为平
坦的 T 波，这是一种典型的低血钾引起的室性早搏。

（三）高血钙

1. ST 段缩短至消失，而导致 QT 间期缩短，T 波
甚至倒置。

2. 严重高血钙时，可出现窦性心动过速及室性早
搏、阵发性室性心动过速或心室颤动。

（四）低血钙

1. ST 段平直延长>0.16 s。

2. T 波直立，QT 间期也相应延长，缺钙严重者 T
波可倒置。（图 18-15）

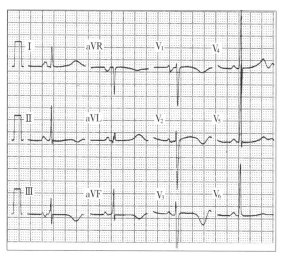

图 18-15　低血钾，低血钙

　　女，80 岁，冠心病，心力衰竭，尿少，抽搐，血钾 2.9 mmol/L，血钙1.5 mmol/L。PR 间期 0.13 s，QRS 波群时限 0.06 s，Rv₅ 3.0 mV，ST 段普遍平直延长至 0.32 s，Ⅱ、Ⅲ、aVF、V₁～V₃ 导联的 T 波倒置，V₅、V₆ 导联的 T 波低平，T 波后有 U 波，QT 间期0.56 s。

## 二、药物影响

　　临床许多治疗心力衰竭和心律失常的药物用量过大可引起毒副作用，导致心电图异常。

（一）洋地黄

洋地黄能加强心肌收缩力，影响心肌的电生理特性，临床上用于治疗心力衰竭。若使用不当，可导致心电图改变。

1. 洋地黄效应（洋地黄作用）的心电图特点：ST段呈斜型压低，T波双向或倒置，并呈现鱼钩型，QT间期缩短。这些改变应视为洋地黄效应，而不应诊断为洋地黄中毒（图 18-16）。

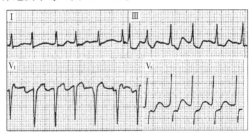

图 18-16　快速性心房颤动，洋地黄效应

女，46 岁，风湿性心脏病，脑栓塞，神志不清，心界向左下扩大，心力衰竭。QRS 波群时限 0.06 s，心率 150 bpm，绝对不齐，心尖区有双期杂音。服用洋地黄后，Ⅲ、$V_5$ 导联ST 段压低0.32 mV，$T_Ⅲ$出现鱼钩型改变。

2. 洋地黄中毒的心电图特点：最常见的室性心律失常，可出现频发室性早搏呈二联律，有时呈多源性或尖端扭转型室性心动过速，可见房性心动过速伴房室阻滞、双向性及双重性阵发性心动过速、短暂性心

房扑动、心房颤动。（图 18 - 17、图 18 - 18）

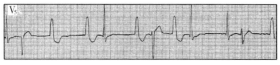

图 18 - 17　心房颤动伴多形性室内差异性传导，多源性室性
早搏，同源性室性逸搏

男，67 岁，冠心病、心力衰竭，服用洋地黄后，$V_5$ 导联记录：P 波消失，f 波代替；$R_1$、$R_9$、$R_{10}$ 的 QRS 波群时限 0.11 s，为自身节律，$R_2$、$R_7$ 呈 rS 型，但形态各异；QRS 波群时限0.08 s，符合长－短周期改变，为多形性室内差异性传导；$R_8$、$R_{11}$ 的 QRS 波群宽大畸形，时限 0.12 s，形态各异，并提前出现。有类代偿，为多源性室性早搏；$R_3$、$R_4$、$R_6$ 的 QRS 波群宽大畸形，时限0.12 s，与室性早搏形态一致，并推后出现，为同源室性逸搏。以上改变系洋地黄中毒所致。

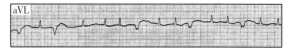

图 18 - 18　心房颤动，频发室性早搏

女，65 岁，原发性高血压，冠心病，糖尿病，高脂血症，心房颤动 10 年，心功能Ⅲ级，服用洋地黄后 10 天。aVL 导联描图未见 P 波，QRS 波群时限 0.06 s，但颤动波不明显，为细颤型；心律绝对不齐，$R_1$、$R_3$、$R_7$、$R_{10}$、$R_{13}$ 呈 QS 型，与正常的 QRS 波群方向相反，但提前不很明显，其 QRS 波群宽大畸形，时限0.12 s，有类代偿，为室性早搏。

（二）奎尼丁

奎尼丁是奎宁的右旋体，具有降低心肌自律性、延长不应期、减慢传导等作用，用于治疗心律失常。具有较多不良反应，如除有胃肠道症状外，还可引起心动过缓、QT 间期延长、QRS 波群增宽等心电图改变。

（三）胺碘酮

胺碘酮为苯丙呋喃衍生物，具有良好的抗心律失常作用，长期服用后可出现心动过缓、QT 间期延长等心电图改变。

# 第十九章　其他常用心电学检查

## 一、动态心电图

动态心电图（ambulatory electrocardiogram，AECG）可一次连续记录 24 小时或更长时间 3～12 导联的心电图（图 19-1），以补充常规心电图仅能做短时间静态记录的不足，可捕捉心律失常和短暂心肌缺血的 ST-T 改变，给临床提供重要的诊断依据，成为临床常用的无创性心血管疾病诊断手段之一。

（一）导联体系

目前采用 12 导联或 3 导联同步记录，常用的导联有：

1. CM$_5$ 导联：正极置于左腋前线第 5 肋间（V$_5$ 导联位置），负极置于右锁骨下窝内侧。该导联为检出心肌缺血最敏感的导联（ST-T 改变），描出的 QRS 波群振幅最高。（红—黄）

2. CM$_1$ 导联：正极置于胸骨右缘第 4 肋间（V$_1$ 导联位置）或胸骨柄处，负极置于左锁骨下窝中 1/3 处。（蓝—白）

3. M$_{aVF}$ 导联：正极位于剑突下，负极置于右锁骨下窝外 1/3 处。（绿—棕）

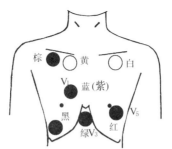

A. 3 导联电极安放示意图

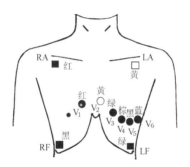

B. 12 导联电极安放示意图

图 19-1　动态电极安放示意图

（二）临床应用

1. 心律失常的定位、定量分析，评价起搏器使用后的功能（图 19-2～图 19-4）。

2. 对心肌缺血程度的判别，对药物疗效的评定。

3. 选择安装起搏器的指征。

4. 捕捉短暂的心律失常，对特殊病例的研究，用于宇航员等的心功能测定。

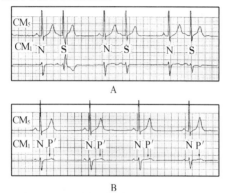

图 19 - 2　间歇发生的受阻型和非受阻型房性
早搏二联律

图 A、图 B 为同一患者的非连续记录。图 A：呈房性早搏二联律形式发生。QRS 波群时限 0.06 s，$R_1$、$R_3$、$R_5$ 为窦性心搏，$R_2$、$R_4$、$R_6$ 为早搏，其前各有与之相关的异形 P′ 波（$CM_1$ 导联尤为明显）。$R_2$ 明显变形增宽，呈完全性右束支阻滞型，$R_4$ 和 $R_6$ 的窦性 QRS 波群变形较小，表明房性早搏下传心室有不同程度的室内差异性传导。图 B：房性早搏二联律消失，酷似显著窦性心动过缓，然后稍加辨认不难发现，$CM_1$ 导联每个 QRS 波群的 T 波上重叠有一与 A 条（$CM_1$ 导联）形态一致的 P′ 波，故使房性早搏下传受阻，二联律的诊断得以明确。

本例的有益启示是：①二联律型搏动的突然消失或变更，往往能用一元论解释，而受阻型房性早搏二联律是其最常见的表现形式；②$CM_1$ 或 $V_1$ 导联是显现心房波的最佳导联，解析时尤为重要。

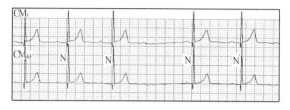

图 19-3    二度 I 型房室阻滞

窦性 P 波有序发生，$P_1R$ 间期～$P_3R$ 间期逐渐延长，依次为0.20 s、0.26 s、0.30 s，$P_4$ 后无 QRS 波群下传致长间歇，$P_5R$ 间期0.16 s，$P_6R$ 间期0.20 s，其特征性改变符合二度 I 型房室阻滞诊断。值得一提的是，快律性和慢律性二度 I 型房室阻滞的发生原因和临床背景不尽相同。本图为慢律性，发生于睡眠时，显然应考虑与迷走神经张力增高相关。

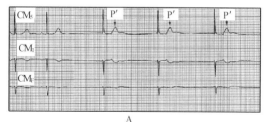

A

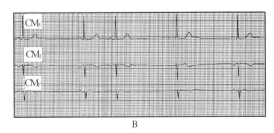

B

图 19 - 4　二度Ⅱ型窦房双向阻滞伴交界性逸搏心律
及室房传导延缓和频率滞后现象

女，62 岁。临床诊断：冠心病，病态窦房结综合征（传导障碍型）。图 A、图 B 为非连续记录，心电图呈现如下特点。①二度Ⅱ型窦房阻滞：测量可得图 B $P_1P_2$ 和 $P_3P_4$ 2 次长间距分别是窦性周期（$P_2P_3$）的 2 倍和 4 倍，其间无异位 P′波，表明各有 1 次和 2 次 P-QRS-T 同时缺如。图 A 的 $P_2$ 后突显长间距示属同型。②交界性逸搏及逸搏心律伴逆行传导延缓：因存在二度窦房阻滞，根据图 A 的 $R_3$～$R_5$ 和图 B 的 $R_4$ 心搏的 QRS 波群时限、形态延迟出现，不难判定为被动性的生理性保护机制所致的交界性逸搏和逸搏心律。然而令人关注的是，该 4 次 QRS 波群后 ST-T 交接处均伴一明显相关的逆行 P′波，RP′间距 0.28 s，较前向传导正常的窦性 PR 间期（0.14 s）明显延长，为典型的逆行性传导延缓。这种前向传导正常而逆向传导异常的相悖现象，为单向阻滞的表现类型之一。③频率滞后现象：图 A 交界性逸搏灶频率周期相当稳定，仅变化于 1.734～1.757 s；而图 B（仅隔 16 s）$P_1P_2$ 长间距大于逸搏周期，未见预期的逸搏发生。$R_4$ 出现时，其逸搏周期（$R_3R_4$ 间期1.89 s）方能得以显现，亦较图 A 各逸搏周期明显推后。此种现象若能除外逸搏灶发放不齐，可称为"频率滞后现象"，该概念"移植"于起搏心电图。本例考虑与此相关。④三度窦房传入阻滞：逸搏灶每搏均能逆传心房，但皆未能对窦性节律点产生重整或影响，表明窦房之间尚存有传入阻滞。

综上所述，本例是一帧貌似简单却内涵丰富，表现为既有双向窦房传导阻滞又有室房传导延缓的双层次传导障碍并存和交界性逸搏灶显现频率滞后的"立体心电图"。

## 二、常用的心电图运动试验

### （一）踏车运动试验

踏车运动试验（bicycle ergometer test）是让患者在装有功能的踏车上做踏车运动，负荷量分级依次递增，使受检查者心率达到所需规定水平，在运动前、运动中、运动后多次进行心电图描记，并进行分析判断，做出结论。它比已基本淘汰的 Master 二级梯运动试验的结果更准确、可靠。

### （二）平板运动试验

1. 平板运动试验（treadmill test）试验方法：让患者在活动平板上走动，在心电图连续监护下根据所选择运动方案，依次递增平板速度以调节负荷量，直至患者达到亚极量水平，再分析运动前、运动中、运动后的心电图改变来判断结果。

运动前应记录 12 导联心电图，并测量血压进行对照。运动中对心率及 ST-T 改变进行监测，每 3 min 记录 1 次心电图、测血压 1 次，运动终止后每 2 min 记录 1 次心电图。一般至少观察 6 min，如 6 min 缺血的 ST-T 尚未恢复，还需要继续观察，常用的 Bruce 运动方案如表 19 - 1 所示。

表 19 - 1　　　　　Bruce 运动方案表

| 级　别 | 时间（min） | 速度（km/h） | 坡度（°） |
|---|---|---|---|
| 1 | 3 | 2.7 | 0 |
| 2 | 3 | 2.7 | 5 |
| 3 | 3 | 2.7 | 10 |
| 4 | 3 | 4.0 | 12 |
| 5 | 3 | 5.5 | 14 |
| 6 | 3 | 6.8 | 16 |
| 7 | 3 | 8.1 | 18 |
| 8 | 3 | 8.9 | 20 |
| 9 | 3 | 9.7 | 22 |

2. 判断标准：目前国内外较共用的判断平板运动试验的阳性标准如下。①运动中出现典型的心绞痛；②运动中或运动后 ST 段出现下斜型或水平型压低 $\geqslant 0.1$ mV，持续时间 $>2$ min 以上者（图 19 - 5、图 19 - 6）。

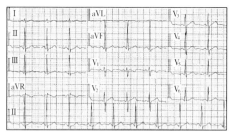

A

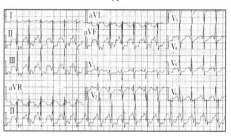

B

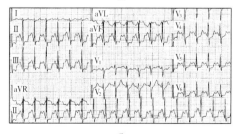

C

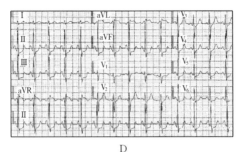

D

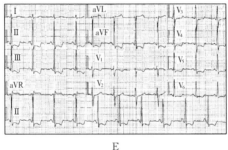

E

图 19-5 平板运动试验阳性

图 A 平静时心电图:窦性心律,心率 82 bpm,PR 间期 0.12 s,QT 间期 0.36 s,QRS 波群形态及电压均正常,ST 段 无偏移,Ⅰ、Ⅱ、Ⅲ、aVF、$V_2 \sim V_6$ 导联 T 波直立。

平板运动试验:图 B 运动中,心率增至 154 bpm,Ⅱ、Ⅲ、 aVF 导联 ST 段呈水平型压低 0.175~0.2 mV,$V_4$ 导联 ST 段呈 上斜型压低 0.1 mV,$V_5$、$V_6$ 导联 ST 段呈近似水平型压低

0.05 mV，Ⅱ、Ⅲ、aVF 导联 T 波负、正双向，$V_4 \sim V_6$ 导联 T 波低。图 C 运动后即刻，心率 158 bpm，Ⅱ、Ⅲ、aVF、$V_5$、$V_6$ 导联 ST 段呈水平型压低 0.175～0.20 mV，Ⅱ、Ⅲ、aVF 导联 T 波负、正双向。图 D 运动后 3 min，心率 107 bpm，Ⅲ、aVF 导联 ST 段呈水平型压低 0.15 mV，Ⅱ、$V_5$、$V_6$ 导联 ST 段呈近似水平型压低 0.1～0.15 mV。图 E 运动后 5 min，心率 86 bpm，Ⅱ、Ⅲ、aVF、$V_4 \sim V_6$ 导联 ST 段呈下斜型压低 0.075～0.1 mV，Ⅱ、Ⅲ、aVF、$V_4 \sim V_6$ 导联 T 波负正双向。

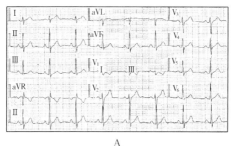

A

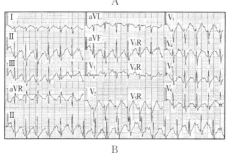

B

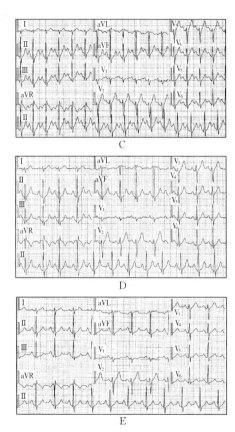

图 19-6 平板运动试验阴性

图 A 平静时心电图：窦性心律，心率 70 bpm，PR 间期 0.16 s，QT 间期 0.36 s，QRS 波群形态、电压均正常，ST 段无偏移，Ⅰ、Ⅱ、Ⅲ、aVF、$V_2 \sim V_6$ 导联 T 波直立。

平板运动试验：图 B 运动中，心率增至 158 bpm，ST 段无偏移。图 C 运动后 1 min，心率 133 bpm，ST 段无偏移。图 D 运动后 3 min，心率 100 bpm，ST 段无偏移。图 E 运动后 5 min，心率 97 bpm，ST 段无偏移，Ⅱ、Ⅲ、aVF、$V_2 \sim V_6$ 导联 T 波直立。

3. 适应证：①为明确诊断，患者有与运动相关的心悸、头晕或晕厥；②高危人群中检出隐性冠心病及无痛性心肌缺血；③胸痛的鉴别诊断；④检出与运动有关的心律失常；⑤评价慢性稳定型心绞痛或心肌梗死后患者的预后与运动能力；⑥评价血管成形术的效果。

4. 禁忌证：①不稳定型心绞痛伴近期休息时胸痛；②未治疗的严重心律失常；③严重梗阻性肥厚型心肌病；④失代偿的充血性心力衰竭；⑤重度主动脉瓣狭窄；⑥急性心肌炎或心包炎；⑦重度高血压（≥210/110 mmHg）；⑧重度房室阻滞；⑨急性或严重慢性疾病。

### 三、心脏起搏心电图

心脏起搏心电图是临床起搏工作中的重要一环，是了解起搏工作状态的最简便及较准确的方法。随着生物工程技术的进步，起搏器的类型和工作方法不断增多，功能日趋复杂。我国基础的单腔、双腔起搏器正常和异常的心电图表现，仍然是分析起搏心律和对患者随访工作中最重要和最基本的资料，也是了解复杂起搏器的前提（图19-7～图19-22）。

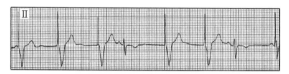

图19-7 VVI起搏，起搏与感知功能正常

男，60岁，病态窦房结综合征。$R_1$～$R_3$ 及 $R_5$～$R_6$、$R_8$ 可见钉样的起搏信号，QRS波群宽大畸形，时限0.16 s，为起搏心律。$R_4$ 及 $R_7$ 之前可见窦性 P 波，PR 间期0.16 s，QRS波群0.08 s，为窦性搏动。起搏频率设置为 60 bpm，$R_3R_4$ 间期小于起搏间期，$R_4R_5$ 间期共同于起搏间期，表示起搏器的起搏与感知功能正常。

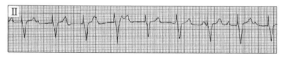

图19-8 VVI起搏，起搏功能正常

男，68岁，冠心病，三度房室阻滞。每个 QRS 波群之前，可见钉样起搏信号，QRS波群宽大畸形，时限0.16 s，起搏频率70 bpm，为起搏心律，$R_7$～$R_9$ 之前可见窦性 P 波，频率 88 bpm。

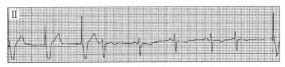

图 19 - 9　VVI起搏，起搏与感知功能正常，短暂性
阵发性窦性心律及偶发交界性早搏

　　女，64岁，病态窦房结综合征。$R_1 \sim R_3$ 及 $R_9$ 之前有钉样起搏信号，QRS波群宽大畸形，时限0.16 s，频率65 bpm，$R_4$ 提前出现，PR间期0.16 s，QRS波群时限0.10 s，无代偿间歇，并非房性早搏，而是心室夺获；$R_5 \sim R_7$，QRS波群时限0.10 s，之前有窦性P波，PR间期0.15 s，心房率63 bpm，为窦性心律；$R_8$ 提前出现，QRS波群时限0.10 s，之前有 $P'$ 波，PR间期0.08 s，有代偿间期，为交界性早搏。

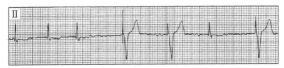

图 19 - 10　VVI起搏，起搏与感知功能正常

　　男，61岁，原发性高血压，冠心病，心房颤动。$R_4 \sim R_5$ 及 $R_7$ 之前有钉样起搏信号，QRS波群时限 0.16 s，频率 55 bpm，$R_1 \sim R_3$、$R_6$ 的 QRS波群时限 0.08 s，为自主心律，$R_1 R_2$、$R_2 R_3$、$R_5 R_6$ 间期小于起搏间期，$R_3 R_4$、$R_6 R_7$ 间期等于起搏间期，表示起搏器的起搏与感知功能正常。

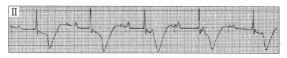

图 19 - 11　VVI 起搏，起搏器能量耗竭

男，78 岁，三度房室阻滞。$R_1 \sim R_5$ 的 QRS 波群时限 0.09 s，频率 38 bpm，为交界性逸搏心律。$R_1 \sim R_5$ 之前可见无效的钉样起搏信号，频率 38 bpm，表明起搏器能量耗竭。

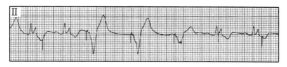

图 19 - 12　VVI 起搏，起搏功能正常，感知功能障碍

男，40 岁，心肌炎。起搏器按照所设置的频率（60 bpm）规则地发放起搏信号。第 2～第 4 个起搏脉冲信号有效地起搏心室，第 2 个起搏信号与 $R_2$ 相距 0.56 s，小于起搏间期（1 s），$R_1$、$R_7$ 之后及 $R_6$ 之中出现的起搏信号均未感知其前的 QRS 波群，落在心室不应期，不能起搏心室。表示起搏器的起搏功能正常，感知功能障碍，由 VVI 起搏变为 VOO 起搏模式。

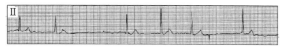

图 19 - 13　VVI 起搏，起搏导线断裂

男，50岁，风湿性心脏病，心房颤动。$R_2$、$R_4$、$R_5$之后及$R_3$之前可见不规则的钉样起搏信号，均未能起搏心室，为慢型心房颤动、交界性逸搏、室早。

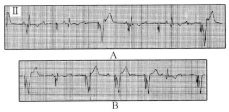

图 19-14　VVI起搏，起搏导线阈值增高

女，68岁，二度房室阻滞。5年前，植入VVI起搏器，起搏频率60 bpm，输出电压3.75 V，脉宽0.5 ms。图A：第2、第5个起搏信号未能有效起搏心室，信号3、6有效起搏心室，$R_1$、$R_4$为心室伪融合波。图B：将起搏输出电压程控至5.0 V，脉宽0.7 ms，$R_1$、$R_3$、$R_4$、$R_5$、$R_7$均能有效起搏心室，$R_2$为融合波，$R_6$为自主心律。本例表示起搏器的感知功能正常，起搏功能障碍。

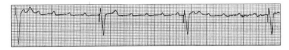

图 19-15　VVI起搏，起搏器电池耗竭

男，52岁，心肌病。6年前植入SSIR起搏器，起搏频率设置60～120 bpm。$R_1$～$R_4$均为起搏心律，频率规整，26 bpm。心室静止。

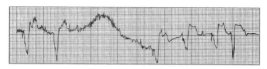

图 19-16　VVI 起搏，肌电干扰引起起搏器过度感知

　　男，72 岁，三度房室阻滞。患者洗澡时左上肢（植入起搏器侧）后屈靠近右肩胛骨时产生的肌电位被起搏器感知（过度感知），引起起搏刺激的释出被抑制，出现心室停搏。患者出现头昏、黑蒙，将左上肢移开后症状即缓解。

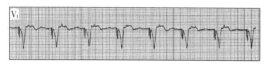

图 19-17　VVI 起搏

　　男，60 岁，病态窦房结综合征。$R_1 \sim R_8$ 前均有钉样起搏信号，后有相关宽大畸形的 QRS 波群，时限 0.17 s，为心室起搏。$R_1 \sim R_7$ 后均有一直立 $P'$ 波，$RP'$ 间期恒定为心室起搏后逆传至心房的 $P'$ 波。

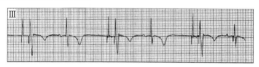

图 19-18　DDD 起搏，心房、心室的起搏和感知功能正常

　　女，89 岁，病态窦房结综合征。$P_1$、$P_3$、$P_5$ 之前均有钉样起搏信号，可见倒置 $P'$ 波，为心房起搏，$P_2$、$P_4$、$P_6$ 为窦性 P 波。$R_1$、$R_3$、$R_5$ 前均有钉样起搏信号。其中 $R_1$、$R_3$、

$R_5$ 的 QRS 波群时限 0.11 s，为室性融合波，$R_2$、$R_4$、$R_6$ 的 QRS 波群时限 0.08 s，为室性伪融合波。心房、心室感知和起搏功能正常。

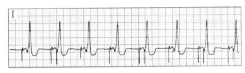

图 19-19    DDD 起搏，心房、心室起搏功能正常

男，82 岁，病态窦房结综合征。$P_1 \sim P_8$ 前均有钉样起搏信号，其前有一直立 P 波，频率 70 bpm，为心房起搏。$R_1 \sim R_8$ 均有钉样起搏信号，其后有宽大畸形的 QRS 波群，时限 0.16 s，频率 70 bpm，为心室起搏。本例表示心房、心室起搏功能正常。

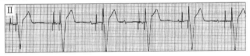

图 19-20    DDD 起搏，心房感知异常

男，68 岁，冠心病，三度房室阻滞。第 1、第 2、第 4 心房脉冲后有一倒置 P 波，第 3~第 6 前均有窦性 P 波（因心房感知功能障碍，起搏器未能感知到自身的心房激动，而按照所设置的起搏频率下限发放刺激），第 3、第 5、第 6 心房脉冲落在心房不应期，不能起搏心房，未见 P' 波，属于无效起搏。$R_1 \sim R_6$ 前均有钉样起搏信号，后有宽大畸形的 QRS 波群，时限 0.18 s，为心室起搏。本例表示心房感知功能障碍，心房、心室起搏功能正常。

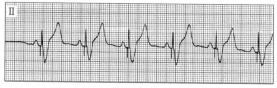

图 19 - 21　DDD 起搏，心房感知，心室起搏

　　女，65 岁，冠心病，三度房室阻滞。$P_1 \sim P_6$ 为窦性 P 波，频率65 bpm。$R_1 \sim R_6$ 前有钉样起搏信号，其后有宽大畸形的 QRS 波群，时限0.16 s，为心室起搏。本例表示心房感知，心室起搏。

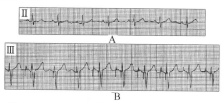

图 19 - 22　DDD 起搏，心房、心室起搏和感知
功能正常

　　女，68 岁，病态窦房结综合征。图 A：植入 DDD 起搏器，设置起搏器下限频率 60 bpm，AV 间期0.18 s。因自身心率>60 bpm，起搏器感知自身心率。图 B：DDD 起搏器的磁铁频率，心率 85 bpm，$P_1 \sim P_9$ 前均有钉样起搏信号，其后有直立的 P 波，为心房起搏，$R_1 \sim R_{10}$ 前均有钉样起搏信号，其后有宽大畸形的 QRS 波群，为心室起搏。本例表示心房、心室起搏和感知功能正常。

## 四、食管心房调搏心电图

食管心房调搏是一种无创伤的临床心电生理诊断和治疗技术。其主要适应证为：①窦房结功能测定；②室上性心动过速、特发性室性心动过速和前向旁道电生理学检查；③诱发和终止心动过速，为创伤性检查和治疗筛选病例，必要时也可作为临床起搏治疗（图 19-23～图 19-32）。

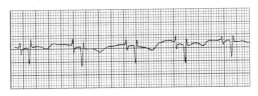

图 19-23　食管心电图

男，30 岁。先正后负之波为食管心房波（食管电极理想定位时的食管内心电图）。0.14 s 后（PR 间期）出现 QRS 波群呈 QR 型，T 波倒置。本例表示食管电极深度已插至左心房中部，即食管心房调搏的理想位置。

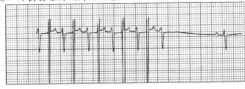

图 19-24　食管心房调搏 $S_1S_1$ 刺激，房室呈 1:1 下传

女，20 岁，用 SPR 表示（刺激波用 S 表示，心房波用 P 波表示，QRS 波群用 R 波表示）。

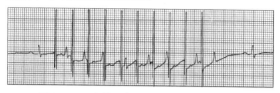

图 19-25　食管心房调搏出现房室结文氏现象

男，40 岁，阵发性心悸 10 年。$S_1S_1$ 连续刺激（$S_1S_1$ 370 ms），SR 间期逐渐延长至 R 波脱漏，出现文氏现象。

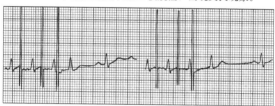

图 19-26　房室结双径路跳跃现象

女，35 岁，阵发性心悸。图中前一部分为 $S_1S_2$ 400/270 ms 程序刺激，$S_2R$ 间期 200 ms；后一部分为 $S_1S_2$ 400/260 程序刺激，$S_2R$ 间期 320 ms；后一部分 $S_2R$ 间期减去前一部分 $S_2R$ 间期（320−200）等于 120 ms，延长值达 120 ms（≥60 ms，即为跳跃现象）。

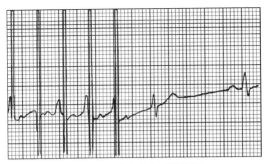

图 19 - 27 房室结文氏跳跃现象

女，32 岁，心悸不适。$S_1S_1$ 连续刺激法（$S_1S_1$ 300 ms 连续刺激），相邻 SR 间期之差≥60 ms，即 $SR_4 - SR_3 = 140$ ms，称为文氏跳跃现象。

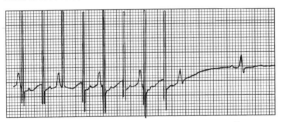

图 19 - 28 食管心房调搏出现房室 2:1 阻滞

男，38 岁，心悸、气促。$S_1S_1$ 连续刺激法：$S_1S_1$ 310 ms 连续刺激出现房室 2:1 阻滞。第 1 个刺激波（s）后，紧接心房波，而房室结或希氏束处于不应期，未下传至心室；第 2 个刺激波（s）后紧接心房波，经房室结下传至心室，且按此规律重复出现，为房室 2:1 下传。

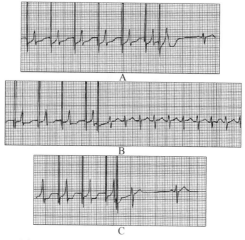

图 19-29　显性旁路、食管心房调搏诱发房室
折返性心动过速

男，25 岁，阵发性心悸。图 A：$S_1S_2$ 550/330 ms 程序刺激，$S_1$ 起搏心房下传 QRS 波群，时限 0.09 s，$S_2$ 起搏心房下传 QRS 波群，时限 0.12 s，宽大畸形，为旁路下传 QRS 波群，$R_8$ 为窦性 QRS 波群，时限 0.08 s，PR 间期 0.12 s。图 B：$S_1S_2$ 500/270 ms 程序刺激，诱发房室折返性心动过速，频率 174 bpm，QRS 波群时限 0.08 s，RP' 间期 0.16 s。图 C：$S_1S_2$ 500/260 ms 程序刺激，$S_2$ 起搏心房，经房室结下传至心室，QRS 波群时限 0.08 s，表示前传旁路处于不应期；$S_1S_2$ 550/260 ms 称

为前传旁路不应期。

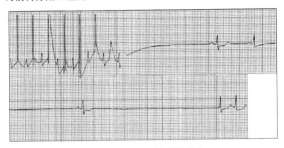

图 19-30　窦房结功能测定

女，56 岁，头昏，黑矇 1 年多。$S_1S_1$　400 ms 连续刺激 60 s，停止刺激时，SP（窦性）间期2.6 s，2 个窦性心搏后出现继发抑制，长达4 s，诊断为病态窦房结综合征。

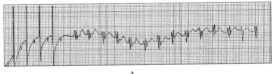

A

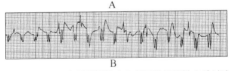

B

图 19-31　心房调搏诱发左心室特发性室性心动过速

男，36 岁，阵发性心悸 2 年。图 A：$S_1S_1$ 360 ms 连续刺激，诱发心动过速，频率 160 bpm，$V_1$ 导联呈右束支阻滞型，

QRS波群时限 0.11 s。图 B：心动过速发作时食管心电图，P波与 QRS 波群无关，频率 100 bpm，呈房室分离。

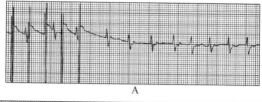

A

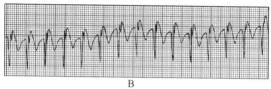

B

图 19-32 食管心房调搏诱发房室结折返性心动过速

女，68 岁，阵发性心动过速 30 年。图 A：$S_1S_2$ 350 ms 连续刺激，出现房室结文氏跳跃（跳跃值为 0.16 s），诱发房室结折返性心动过速，频率 150 bpm，QRS 波群时限 0.07 s，RP′间期 80 ms。图 B：心动过速时食管心电图，QRS 波群与 P 波重叠，RP′间期<70 ms。

# 第二十章　心电图考核实习题

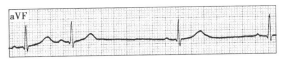

图 20 - 1

1. 病史：男，71岁，冠心病，心律不齐。

2. 诊断依据：PR 间期 0.16 s，QRS 波群时限 0.06 s。$P_1P_2$ 间期 0.72 s，$P_3P_4$ 间期 1.44 s，$P_3P_4$ 间期为 $P_1P_2$ 间期的 2 倍；$P_2P_3$ 间期 1.66 s，大于 $P_1P_2$ 间期的 2 倍，窦性停搏待删。本例 $P_2$ 形态与窦性 P 波稍有不同，而 PR 间期一致，$T_3$ 形态与 $T_2$ 稍不同，是否 T 波内藏有未下传 P′波，但一般未下传的房性早搏之间的RR间期大于房性早搏后的 RR 间期，本例则相反。综上所述，房性早搏及未下传依据不足，可能为基线不稳干扰所致。

3. 诊断：二度Ⅱ型窦房阻滞。

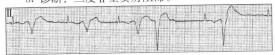

图 20 - 2

1. 病史：男，64 岁，冠心病，高脂血症，糖尿病，心力衰竭。

2. 诊断依据：P 波消失，以 f 波代替，可见细小的颤动波，心房率 375 bpm，QRS 波群时限 0.06 s，$R_2$、$R_4$、$R_6$、$R_7$、$R_9$ 提前出现，QRS 波群宽大畸形，时限 0.16 s，室性早搏的 QRS 波群增宽＞0.16 s 者称特宽形的室性早搏。$R_6$、$R_7$ 的 QRS 波群各异，但方向一致，为双源性的可能性大。

3. 诊断：心房颤动，特宽型室性早搏成对出现并为双源性。

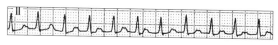

图 20-3

1. 病史：女，6 岁，心肌炎。

2. 诊断依据：PR 间期 0.20 s，心房率 166 bpm，QRS 波群时限 0.04 s。P 波与 T 波融合。易误诊为交界性心动过速伴双峰型 T 波。

3. 诊断：窦性心动过速，一度房室阻滞。

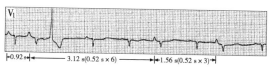

图 20-4

1. 病史：男，70 岁，肺源性心脏病。

2. 诊断依据：PR 间期 0.13 s，心房率 75 bpm，QRS 波群时限 0.06 s。$P_2$、$P_6$、$P_8$ 提前出现，$P_1$ 波形态与 $P_2$ 波相同，QRS 波群时限与窦性者相同，房性早搏的偶联间期分别为 0.52 s、0.80 s、0.60 s，但异位搏动之间距呈倍数关系。$P_3'$ 为逆行 $P'$ 波，$P'R$ 间期 0.16 s，QRS 波群宽大畸形，为多源性房性早搏伴室内差异性传导。$P_4$ 推后出现，其形态与窦性者不同，为房性早搏后的 P 波形态改变。

3. 诊断：房性并行心律。

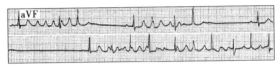

图 20-5

1. 病史：男，76 岁，原发性高血压，冠心病，糖尿病，高脂血症，病态窦房结综合征。近来有阵发性昏厥，心功能Ⅲ级。

2. 诊断依据：aVF 导联连续记录。$R_1$、$R_4$、$R_8$ 之前的 PR 间期 0.18 s，为窦性搏动；其后多见快速匀齐的心房扑动波，心房率 300 bpm，QRS 波群时限 0.06 s。伴以不同比例的心室传导和部分室内差异性传导。$R_9$ 后的心房扑动 F 波呈现正向→中间型→负向等转换，此扭转型（F 波）特征常见于 $V_1$ 导联。若同步多导联尤其是12导联同步记录则明辨更佳；$R_8 \sim R_9$ 的窦性间期长达 2.54 s，符合慢快综合征。

3. 诊断：短暂性扭转型心房扑动，窦性停搏，慢快综合征。

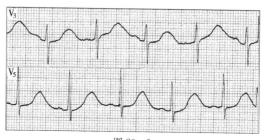

图 20 - 6

1. 病史：女，58岁，原发性高血压。纳差，四肢无力，血钾 2.8 mmol/L。

2. 诊断依据：PR 间期 0.17 s，QRS 波群时限 0.07 s，频率79 bpm，T 波后有明显 U 波，QT 间期（实为 QU 间期）>0.56 s。

3. 诊断：低血钾引起 TU 融合，QU 间期延长。

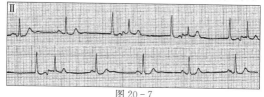

图 20 - 7

1. 病史：女，68 岁，冠心病。

2. 诊断依据：Ⅱ 导联连续记录。$R_3$、$R_5$、$R_7$、$R_9$ 延迟出现，QRS 波群之前未见 P 波，QRS 波群时限 0.08 s，为交界性逸搏。$R_4$、$R_6$、$R_8$、$R_{10}$ 之前 T 波中有逆行 P 波，其逆行 P 波前后 2 个 RR 间期为 0.45 s，$RP'$ 间期 0.28 s，呈 QRS -P（逆行）-QRS 顺序，为交界性逸搏反复搏动二联律。第 2 排 $P_2$ 的 PR 间期 0.13 s，为窦性 P 波；第 1 排 $P_1P_2$ 及第 2 排 $P_3\sim P_5$ 为双峰 P 波，峰距 0.04 s，PR 间期 0.17 s，为反复搏动后引起的 P 波正常化。其频率为 53 bpm，ST 段水平型压低 0.10 mV，为心肌缺血所致。

3. 诊断：窦性心动过缓，交界性逸搏反复搏动二联律后 P 波正常化。

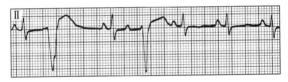

图 20 - 8

1. 病史：女，76 岁，原发性高血压，心力衰竭。

2. 诊断依据：PR 间期 0.15 s，心房率 91 bpm，QRS 波群时限 0.08 s。$R_2$ 提前出现，QRS 波群宽大畸形，时限 0.13 s，代偿间歇完全，为室性早搏。$P'_3$ 提前出现，$P'R$ 间期 0.24 s（在前一窦性周期的 T 波上），

QRS波群宽大畸形，时限 0.12 s，代偿间歇不完全，为房性早搏伴室内差异性传导，酷似室性早搏。

3. 诊断：室性早搏，房性早搏伴室内差异性传导，酷似室性早搏。

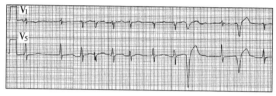

图 20 - 9

1. 病史：女，50 岁，冠心病。

2. 诊断依据：RR 间期绝对不规整，P 波消失，f 波代替，QRS 波群时限 0.05 s，心室率约 95 bpm，心房率 375 bpm。$R_9$ 提前出现，QRS 波群宽大畸形，时限 0.12 s，为室性早搏。$R_{11}$ 提前出现，但与 $R_9$ 形态有变异，为多形性室性早搏。

3. 诊断：心房颤动伴多形性室性早搏。

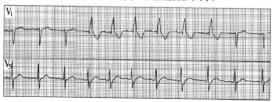

图 20 - 10

1. 病史：女，70 岁，高血压心脏病，糖尿病，高脂血症。

2. 诊断依据：单通道 $V_1$、$V_5$ 导联同步连续记录。$V_1$ 导联 $P_1 \sim P_3$ 为窦性节律，PR 间期 0.16 s，频率 88 bpm左右。QRS 波群时限 0.08 s，$R_4 \sim R_9$ 的 QRS 波群呈 rsR′ 型，时限 0.12 s，RR 间期明显不齐，PR 间期 0.16 s，始终与窦性者相同。说明并非室性融合波而是间歇性完全性右束支阻滞。

3. 诊断：间歇性完全性右束支阻滞，酷似加速性室性自主心律（室性融合波型）。

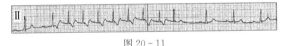

图 20 - 11

1. 病史：女，36 岁，心肌炎。

2. 诊断依据：$P_1$、$P_2$ 的 PR 间期 0.32 s，QRS 波群时限 0.06 s，$R_2$ 之后至 $R_9$ 出现一连串逆行 P′ 波，RP′间期 0.12 s，呈 P（PR 间期延长）-QRS-P′（逆行）的顺序，频率136 bpm。$R_{11} \sim R_{13}$ 之前的 PR 间期 0.22 s，较 $R_1$、$R_2$ 之前的 PR 间期明显缩短，可能为一度房室阻滞诱发房性反复搏动，形成短暂性交界性非阵发性心动过速。

3. 诊断：一度房室阻滞伴房性反复搏动。

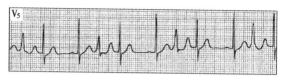

图 20 - 12

1. 病史：女，14 岁，心肌炎。

2. 诊断依据：$R_1$、$R_4$、$R_7$、$R_{10}$ 提前出现，偶联间期 0.40 s，QRS 波群宽大畸形，时限 0.12 s，无代偿。$R_2$、$R_5$、$R_8$、$R_{11}$ 的 QRS 波群时限 0.06 s，看似提前出现，实为隐藏于前一个早搏继发性 T 波改变内的窦性 P 波下传，PR 间期 0.16 s，$R_3$、$R_6$、$R_9$ 为正常窦性心搏，QRS 波群时限 0.06 s，PR 间期 0.16 s。

3. 诊断：特早型间位性室性早搏三联律。

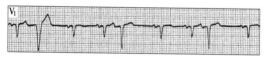

图 20 - 13

1. 病史：男，65 岁，冠心病，心律不齐。

2. 诊断依据：PR 间期 0.13 s，心房率 83 bpm，QRS 波群时限 0.06 s。$P_2'$、$P_5'$、$P_8'$ 提前出现，落在前一激动的 T 波上，$P'R$ 间期分别为 0.32 s、0.24 s 及 0.16 s，逐渐缩短，且早搏的 QRS 波群有 2 种形态。

3. 诊断：房性早搏 $P'R$ 间期递减，呈三联律，伴多形性室内差异性传导。

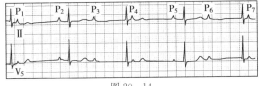

图 20-14

1. 病史：男，59 岁，肺源性心脏病，原发性高血压。

2. 诊断依据：Ⅱ、$V_5$ 导联同步记录。QRS 波群时限 0.07 s，P 波较高尖，$R_2$、$R_4$ 之前的 PR 间期为 0.24 s、0.25 s，$R_3$、$R_5$ 之前的 PR 间期为 0.72 s，有逐次延长至脱落现象；但 $P_4P_5$ 间期为 0.92 s，$P_5P_6$ 间期为 0.76 s，为钩拢现象；$R_1$、$R_3$、$R_5$ 的 $RP'$ 间期为 0.18 s。以上 PR 间期稍有差异，心房率 75± bpm，但 RR 间期固定，心室率 46 bpm，可能为二度Ⅱ型房室阻滞。有学者认为，房室传导比例＞2∶1 时，才诊断为高度房室阻滞。三度房室阻滞时，心房率一般＞2 倍心室率，心室率一般＜40 bpm，所以以上二者均不符，为什么心室又规整，可能为房室干扰所致。

3. 诊断：二度Ⅰ型房室阻滞伴钩拢现象，肺性 P 波。

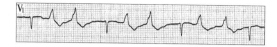

图 20 - 15

1. 病史：女，66 岁，冠心病，心房颤动。

2. 诊断依据：P 波消失，以 f 波代替，QRS 波群时限 0.06 s。$R_2R_3$、$R_5R_6$、$R_8R_9$ 间期提前出现，QRS 波群宽大畸形，振幅 0.60 mV，时限 0.12 s。

3. 诊断：心房颤动，特矮型室性早搏真三联律。

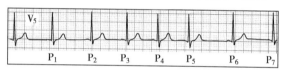

图 20 - 16

1. 病史：男，32 岁，病毒性心肌炎。

2. 诊断依据：PR 间期 0.14 s，QRS 波群时限 0.06 s。$P_2P_3$ 间期 0.92 s，$P_3P_4$ 间期 0.80 s，$P_4P_5$ 间期 0.74 s，$P_5P_6$ 间期 0.73 s，$P_6P_7$ 间期 1.04 s，有 PP 间期逐渐缩短至脱落现象。脱落后的长的 PP 间期大于脱落前的任何一次 PP 间期，但小于 2 个较短的 PP 间期之和。

3. 诊断：二度 I 型窦房传导阻滞。